謝謝 CHEERS

与最聪明的人共同进化

HERE COMES EVERYBODY

U0332458

CHEERS
湛庐

衰老是可以治疗的

老化は治療できる!

[日] 中西真 著　龙东丽 译

浙江科学技术出版社·杭州

测一测

你知道哪些方式可以延缓衰老吗?

- 如果我们能消灭衰老的细胞,就意味着可以"长生不老"了吗?

  A. 是

  B. 否

- 人体中的哪个器官最先出现衰老迹象? (单选题)

  A. 心脏

  B. 大脑

  C. 皮肤

  D. 耳朵

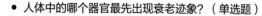

- 人体发生衰老的主要原因是什么? (单选题)

  A. 地球引力使得细胞和组织逐渐失去活力

  B. 衰老的细胞残存于体内并堆积,引发各种炎症

  C. 免疫系统随着时间的推移变得敏感,错误地攻击健康
  细胞

  D. 细胞的DNA被破坏,令细胞无法正常工作

扫描左侧二维码查看本书更多测试题

希望"长生"，追求"不老"

屈 伟

汇每极致医疗董事长

汇海国际医疗创办人

前沿长寿医学探路人

长生不老，出自《太上纯阳真君·了三得一经》："天一生水，人同自然，肾为北极之枢，精食万化，滋养百骸，赖以永年而长生不老。"

从现代医学的角度理解，"长生"并不是指不死，而是不生病，或是晚生危及生命的大病、重病;"不老"是指保持年轻和健康,无论是身体上还是精神上,做到逆龄、抗衰老,焕发出从内到外的生命活力。

抗衰的目标是延长健康寿命

人口老龄化已成为我国今后较长时期的基本国情。国家统计局数据显示,预计到 2050 年前后,我国老年人口将达到峰值 4.87 亿人,占总人口的 34.9%。与此同时,人类的健康寿命并没有跟上寿命延长的步伐——多数人在六七十岁时,便陷入带病衰老的困境。

在世界卫生组织(WHO)最新一版的《国际疾病分类第十一次修订本(ICD-11)》中,衰老被描述为"内在能力的衰退"。当下的共识是,**抗衰老的目标并非对抗死亡,而是延长健康**

寿命，减少患病和失能的发生。

2023 年 1 月，多名学者在《细胞》(*Cell*)上发表了题为《衰老的标志：一个不断扩展的宇宙》(*Hallmarks of Aging: an Expanding Universe*)的综述，定义并阐述了衰老的 12 大特征，细胞衰老是特征之一。

本书作者东京大学医科学研究所中西真教授，正致力于延缓其中一个衰老特征的出现：开发清除衰老的细胞的技术。他研究发现，谷氨酰胺酶 -1(GLS-1)对于衰老的细胞是否会残存于体内发挥着重要作用。

在关于衰老和癌症之间的关系方面，作者则做出大胆的推测。一方面，清除衰老的细胞有望起到抑制癌症发生的作用；另一方面，细胞的衰老也可抑制癌细胞的增殖。

这也就解释了，为什么衰老仍然是导致各种

癌症发生的最重要的危险因素。癌症的发病率随着人年龄的增长而上升，并在85岁时达到峰值。但有趣的是，90岁以后癌症发病率和死亡率出现净下降，100岁以上癌症发病率和死亡率下降到不足5%。

个体和行业的抗衰老新探索

作为一名专注于长寿医学的医疗服务提供者，我也可以从我所在的行业给读者朋友们一些抗衰老策略的前沿信息。最近几年，全球的长寿门诊数量快速增长，已经达到数千家，一些国内的公立医院也开始在这一领域尝试。这些诊所专注于早期发现并治疗与年龄相关的疾病。它们提供的策略，可以归结为三类：**行为干预、保健品与前沿医疗。**

在行为干预方面，热量限制、饮食调整、坚持运动、适度寒冷，以及摄入可调节肠道菌群的保健品，在理论上都被验证对抗衰老有益。在保健品方面，个性化营养产品正在从补充剂转向功能食品，从一般膳食计划到医学定制膳食，从维生素矿物质到定制功能食品，越来越多的"食品即药品"探索方案也相继出现。在前沿医疗方面，莱纳德·瓜伦特（Leonard Guarente）等学者在 2024 年发表的研究，指出了 8 种可以通过减弱衰老标志来发挥作用的代表性药物，比如用于抗肿瘤和改善神经退行性疾病的免疫抑制剂雷帕霉素（rapamycin）、被验证可以用于降糖和减重的药物胰高糖素样肽 -1（GLP-1），以及能促进肠道中有益菌群生长的益生菌等。

从古至今，人类一直不断探寻着长生不老的奥秘。虽然通过现代医学技术，以及坚持科学膳食、适度运动等健康生活习惯的方式，不能让人类实现永生，但可以延长人类的健康寿命。我们期待更多中西真教授这样的研究发现和突破，帮助我们维持健康与年轻，追求现代意义上可实现的长生不老，也就是活得更长、活得更好、老而不衰的人生。

衰老不是必然现象

没有人可以抗拒衰老。人只要活着，就一定会老去，谁也无法避免。

这是人类长期以来的共识。

除此之外，谁也无法预知自己晚年生活的模样。有的老人摔倒之后骨折，从此卧床不起；有的老人大脑的认知功能已经严重减退。一个人衰老后，还可能会患上肾衰竭之类的疾病，若是如此，就必须接受人工透析治疗，也可能罹患脑梗死，继而导致身体偏瘫。人人都渴望健康长寿，但衰老无法让每个人都如愿以偿。

人们究竟需要做多么充分的准备，才能安享晚年呢？没有人知道这个问题的答案，所以人们更加因衰老而焦虑。

随着医疗技术的进步，日本已经成为世界第一长寿国，但日本民众却高兴不起来。不仅如此，日本社会前所未有的老龄化程度更是加剧了日本民众的担忧。

2025年，团块世代 ① 将成为后期高龄人群（75岁以上），这就是所谓的"2025年问题"。届时，75岁以上的老年人口将占日本人口总数的

① 日本在第二次世界大战后有一个高出生率的时期，当时出生的人被称为"团块世代"，具体是指1947年到1949年（广义地讲到1951年）出生的一代人，约有700万人（广义为1000万人）。这个群体在2025年正好开始进入高龄期。——译者注

1/4，日本将进入一个令人惊愕的超老龄化社会。

随着少子化趋势的加剧与适龄生育人口的减少，老年人口数量的增加给青壮年劳动人口造成了沉重的负担。人口"金字塔"结构图已经面目全非了，变形的人口结构一目了然。自 2008 年，日本的人口数量开始呈现负增长，市场开始萎缩，税收也不断减少，唯有老龄人口数量不断增加，可以说，几乎很难看到前景明朗的数据。

然而，这不是日本一个国家独有的问题，与之一衣带水的韩国也在以同样迅猛的速度迈入老龄化社会，而中国 60 岁以上人口数量预计在 2025 年将超过 3 亿。全球人口老龄化的持续加速，正逐渐演变为严重的社会问题。

但是，如果所有人都不会变老，那么这个社会又是怎样一番景象呢？假如有一种可以预防衰老的药呢？目前来看，人类的极限寿命大约是

120 岁，如果一个人在大限将至之际仍保持着 30 岁时的智力、体能和容貌，那还有必要将其划为"后期高龄人群"吗？

"听起来就像科幻小说中的情节一样，这怎么可能啊！" —— 你也许会这么想。

人最多只能活到 120 岁左右，在死亡之前，其体内的细胞会不断分裂。在人一点点走向衰老的同时，衰老的细胞会在体内持续堆积。

近年，为揭示衰老的细胞堆积的原理，我在东京大学医科学研究所带领的研究团队进行了多项实验。结果表明，GLS-1 对于衰老的细胞是否会残存发挥着重要作用。换言之，我们对衰老现象做出了科学的解释，并找到了抑制衰老趋势的突破口。

该项发现在日本国内外掀起了一股热潮，也引起了人们对研发衰老预防技术的高度关注。

　　人体的衰老不是必然现象，而是体内细胞在衰老、停止分裂之后堆积而引发的慢性炎症所造成的一种自然现象。因此，我们才有望借助科学手段延缓衰老。

　　如何科学地认识衰老，如何解释其中的原理，如何研究出延缓衰老的药物——我在本书中对这些问题进行了详细的阐述，并力求让普通读者也能看懂。由于衰老是引发广泛社会焦虑的一个重要因素，我希望所有人都能来思考这一问题。

　　如果一个人能从对衰老的焦虑心态中解脱，那么他就不用再忙于为焦虑的将来做准备，也能更自由地生活在当下了。此外，对于那些因意外事故、疑难杂症等衰老之外的因素而令健康受损，或是因碰上各种不幸的事情而需要社会救助的弱势群体，人们就能怀着"谁都会遇到难事儿，有困难就要互相帮助"的心情，更友善地施以援手。

我相信，随着科学的进步，社会将更稳定，生活将更幸福，人们也将更加宽厚地待人。我也衷心希望我们的研究可以为建设这样的和谐社会贡献一份绵薄之力。

中西真

目 录

尾声
展望不老神话实现以后的
社会图景

老化は治療できる！

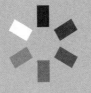

引言

"衰老"一词消逝之日

　　人类从很久以前就开始追求长生不老。到了21世纪的今天，且不论“长生”，起码“不老”不再是遥不可及的梦想了。

　　2021年1月15日，我在东京大学医科学研究所带领的研究团队在美国《科学》期刊上发表了论文《通过抑制谷氨酰胺来缓解各种与年龄相关的疾病》，说明了向老年小鼠注射抑制GLS-1活性的药物（即GLS-1抑制剂）后，能清除大量衰老的细胞，从而改善小鼠的老年疾病症状和延缓衰老。

通过该篇论文中提到的实验，我们发现衰老的细胞的生存机制，并研究出选择性清除衰老的细胞的药物。

如今，我们正努力推进该种药物的实际应用。一旦这种药得以广泛应用，我们也许就能迎来一个可以通过预防、延缓衰老，使人不会随着岁数增长而老去的新社会。

随着少子老龄化趋势的加剧，日本 2014 年的国民医疗支出已经超过 40 万亿。不仅是在日本，任何一个老龄化国家的社会保障相关费用都呈现出上升态势。

如果社会中大部分的衰老现象消失，那么上述提及的这些问题就有可能得到一次性根治。

因此，我们的论文在国际社会上引起了不小的轰动。论文发表以后，国内外的问询信息纷至沓来，由此可见世人对衰老问题的关注度之高。

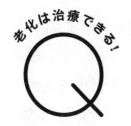

尚未阐明的
衰老现象

　　其实在很长一段时间里，人类的衰老现象基本上没有得到科学理论的阐明。21世纪以前，虽然人体各种生理现象基本上都得到了一定程度的解释——科研人员搞清了心脏跳动的原理，揭示了人体调节呼吸的机制，知道了睡眠是通过什么部位控制及如何控制的等问题，但是唯独对衰老现象的解释仍处在一片迷雾之中。

　　为什么会这样呢?

　　首先，长期以来，人体的衰老一直被公众

当成一种常识，而作为课题被纳入科学研究的时间还不长。

其次，由于人类的衰老是一个缓慢的进程，针对衰老现象的研究需要耗费很长的时间。虽然我们对短命的蚁蛉类和蝉类的衰老现象研究属于重要的课题，但那只是对这些物种本身很重要，其成果尚无法用于揭示人类的衰老现象。

尽管如此，科学界在人类衰老问题的研究上并非毫无作为——30 多年前，就有研究者分析得出，人体之所以会衰老，是因为人上年纪之后，体内合成腺苷三磷酸（ATP）这种供能物质的系统会退化。但这种分析只是一种猜想。当时，虽然人们已经认识到衰老的细胞的存在，但是还没有解答细胞为什么会衰老，也就是细胞为什么会停止增殖的问题。

此后，在聚焦于细胞分裂过程的细胞周期领域，人类的研究不断深入。

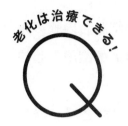

衰老的细胞
残存于体内会
导致衰老

衰老的细胞就是停止分裂、不再增殖的细胞。如今已知，一旦衰老的细胞没有死亡并残存于体内，我们的身体就会以各种形式衰老。我和我的团队经研究发现，如果我们对导致衰老的细胞残存的酶进行抑制干预，那就有可能消灭、清除衰老的细胞，从而达到预防衰老的目的。

关于消灭衰老的细胞的机制，我将在后面的章节展开详述。现在，让我们先来简单了解一下衰老的细胞产生的影响。衰老的细胞是引发慢性炎症进而导致身体衰老的一类细胞。内脏、大脑、皮肤等器官的衰老都属于衰老的细胞引起的衰老现象。

日本是全世界首屈一指的长寿之国。据日本厚生劳动省 2020 年的统计数据，日本女性的平均寿命是 87.74 岁，日本男性的平均寿命是 81.64 岁。长寿虽然是一件好事，但是，长寿之国日本还有一个特征，那就是平均寿命与健康寿命之间的差距很大。虽然人的平均寿命变长了，但一个人要是卧床不起，大脑认知功能逐渐衰退，他活得再久也未必是一件值得庆幸的事情。

如果我们可以探明衰老的原理，进而抑制衰老的产生，那么会怎么样呢？如果一个人活到 90 岁甚至 100 岁时，依然保持着 30 岁时的容貌、体能和智力状态，那么又会怎么样呢？我们团队在《科学》期刊发表的核心内容就与此相关，我们发现了一种可能达到上述目标的开创性的药物。

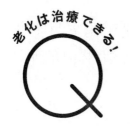

即将投入实际
应用的研究成果

　　不只是抗衰老、改善老年疾病症状，GLS-1抑制剂还有望杀死特殊的癌细胞，继而治疗晚期癌症。

　　目前，美国正在探索能否将其开发为新型抗癌药物，并已推进到临床试验阶段。不过，该临床试验不是研究如何预防衰老的，而是以癌症治疗为导向的。尽管如此，只要试验结果表明GLS-1抑制剂对人体没有副作用，那就将推动其在抗衰老方面的实际应用进程。

如果该研究的进展顺利，那么在不久的将来，我们也许就能看到 GLS-1 抑制剂投入实际应用中。届时，我们应该率先将该成果应用于治疗由衰老的细胞引起的疑难杂症，比如早老症，然后再将其逐步推广到其他有需求的患者群体中，包括因肌肉萎缩而卧床不起的患者，因患肾衰竭而必须做人工透析的患者。这是因为清除衰老的细胞可以辅助他们的治疗。

这项研究什么时候才能应用于预防健康人群的衰老呢？估计还有很长的一段路要走。尽管如此，在不久的将来，一旦改善衰老的药物投入实际应用，由老龄化社会引发的种种困境必将迎来巨大的转机。

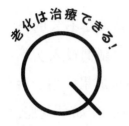

清除衰老的细胞之后可能改善的难题

目前，我们的研究课题被列入日本内阁府发起的"探月型"（Moonshot）研发计划。

美国前总统约翰·肯尼迪面向美国国民发表《我们选择登月》演说的时间是 1962 年，当时，苏联刚刚实现首次载人航天飞行。在那个年代，人类想要踏上月球表面，简直就是遥不可及的梦想。然而，就是这样一件被普遍认为不可能的事情，在仅仅 7 年后就实现了，"阿波罗 11 号"完成了人类首次登月任务。

近50年，正如当年的人类挑战登月任务一样，日本设立了包含1个基本方向、6大目标的"探月型"研发计划，挑战那些被世人认为不可能解开的难题。该计划提出的次年，我们团队的研发项目"通过清除诱发炎症的细胞，实现将健康寿命延长到100岁的医疗进步"被列入第7项目标，即2040年前，构建可持续的医疗和护理体系，预防和克服主要的疾病，使人们能够健康、舒适地实现"人生百年"。此外，该项目也有助于控制国际公共卫生紧急事件，如前几年席卷全球的新型冠状病毒疫情（以下简称"新冠疫情"）。

新冠疫情之下，最令人担忧的困境有两种：一是基础性疾病患者的重症化；二是老年人接种疫苗的有效性。重症化也许跟衰老的细胞诱发的炎症有关，至于老年人接种疫苗的效果差，可能是其免疫系统细胞衰老所造成的。而清除衰老的细胞为以上两种困境的扭转提供了可能性。

人类自古以来追求健康长寿。如果我们能扭转上述困境，那么今后我们不仅可以保持健康，还能摆脱衰老的诅咒，迎来一个人人"终生灿烂"的社会。那将是怎样的一番景象啊！

在此，我想补充一点：无论怎么清除衰老的细胞，人总有走到生命尽头的一刻。人的寿命长短至少有两个决定因素：一是调节衰老现象的机制；二是决定最高寿命的机制。我将在后面详细说明这两个因素。虽然我们可以通过清除衰老的细胞延缓衰老，但仍然无法超越最高寿命。

科学界认为，人类最多只能活到 120 岁左右。换言之，即使一个人可以健康地活到 120 岁，他最终也摆脱不了死亡的结局。但是，只要想到生命有限，我们就会不由得更加珍惜自己的人生。如果我们能在这有限的生命期内保持年轻的健康状态，那岂不是莫大的福气吗？我想，不止我一个人希望见证人类历史上这具有划时代意义的瞬间吧。

老化は治療
できる！

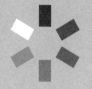

第 1 章

"不老" 实验是如何开展的

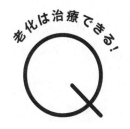

这项研究是从什么实验开始的

始于细胞人工衰老的实验

研究中，虽然我们最终通过活体的老年小鼠确认了 GLS-1 抑制剂的药效，但在上一阶段，也就是实验的第一阶段，我们先对人的细胞进行了人工衰老处理。

在此前的研究中，我们已知在特定时间内激活 *p53* 基因，细胞增殖的循环过程就会被打破，转而开始衰老的进程。*p53* 基因被誉为"基因组守护神",具有调节细胞增殖的功能。于是,在抗衰老研究中,我们利用该原理,在特定的时间内激活所有细胞的 $p53$ 基因,制造出纯粹的衰老的细胞。随后,我们用这种人造细胞筛选出影响衰老的细胞的基因,进而采集数个基因并对其进行解析。

我们发现,GLS-1 这种酶在衰老的细胞中的表达尤其显著,当添加了抑制 GLS-1 的活性的药物之后,可以明显看到衰老的细胞出现选择性死亡的现象。为什么抑制 GLS-1 的活性之后,衰老的细胞就会死亡呢?查明其中的原因是进行下一阶段实验的关键。我将在下一章详细解析 GLS-1 抑制剂清除衰老的细胞的原理。

总而言之,这一阶段的实验结果表明,抑制 GLS-1 的活性可以清除衰老的细胞。下一阶段的实验就是向老年小鼠注射 GLS-1 抑制剂。

向老年小鼠的腹腔注射药物

那么，多少岁的小鼠算是老年小鼠呢？小鼠的最长寿命可达 3 ～ 4 年，快满 3 岁的小鼠相当于 80 ～ 90 岁的人类。我们没有使用这么大年纪的小鼠，而是选用了 2 岁的小鼠，即相当于 60 ～ 70 岁的人类。

以前实验用的一般是大鼠和豚鼠，而如今普遍使用小鼠。因为小鼠可以和基因完全一致的同类交配，繁殖出基因完全一致的后代。换言之，我们可以用小鼠培育出纯系动物。这是小鼠的特殊性，人类的基因不可能实现这一点。如果实验个体之间的基因差别太大，就会对实验结果产生影响，分析起来也比较困难，所以基因一致的小鼠是难得的实验品。

值得一提的是，实验用的小鼠都是从专门

的供应商处采购的。商家会根据小鼠年龄和性别对其分别进行精细化管理，并按照实验室的订单需求配送相应的小鼠。本次实验订购的是月龄为24个月的小鼠，价格必然比刚出生的"鼠宝宝"贵一些。因为将小鼠从出生养到24个月，需要饲养员悉心照料，花费大量心思和时间。所以，一般来说，年龄大的实验动物的采购成本相对更高。

月龄24个月的小鼠在心肺功能的衰老程度与肌肉的减少程度上，个体间差异很小，所以总体的衰老程度是一致的。因此，只要多次使用数十只小鼠进行GLS-1抑制剂的药效实验，检测出药物注射前后相关指标的平均值，我们就有可能发现小鼠的衰老现象与改善程度。

大鼠是褐家鼠的变种，体形比小鼠大得多，性情偏凶猛。以前，研究人员在实验过程中被大鼠咬伤的事故时有发生。因此，体形小巧、性情温顺的克隆小鼠在现代的实验中就成了必不可少的实验品。

在本次实验中，我们在一个月时间内以每周两次的频率向老年小鼠的腹腔内注射 GLS-1 抑制剂，以确认药物的效果。

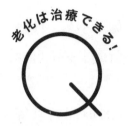

注射药物后，老年小鼠发生了什么变化

60 岁小鼠的肌肉焕发出 30 岁时的活力

在实验中，我们观察到多项明显的变化。首先是老年小鼠抓握吊杆的耐力变强了，也就是肌肉重焕活力了。我们通过计算小鼠从抓住铁杆到落地的时间发现，为其注射 GLS-1 抑制剂之后，小鼠抓握吊杆的时间延长到将近 100 秒。

如果将小鼠换成人类，各位应该就可以更

好地理解上述实验结果的意义。假设让 20 岁的青年人和 70 岁的老年人同时抓住一根铁杆并保持悬吊身体，尽管存在一定的个体差异，但正常来说，肯定是青年人坚持的时间更长。小鼠也是如此，相比于年轻小鼠，老年小鼠在吊杆上坚持的时间明显更短。一般情况下，年轻小鼠可以坚持 200 秒，而老年小鼠仅坚持了 30 秒就抓不稳了。在实验中，老年小鼠在被注射 GLS-1 抑制剂之后，在杆上抓握的时间延长到了 100 秒。我们可以这么认为：60 岁左右的小鼠的肌肉焕发出了 30 岁时的活力。

老年人随着其肌肉量的减少，往往容易患上肌少症，从而导致身体机能下降。肌少症患者疲于走路，甚至连动都不想动，而身体越不活动，肌肉越萎缩，随之陷入病情持续恶化的循环。

但是，当我们向小鼠注射 GLS-1 抑制剂之后，我们明显看到，由衰老导致的肌肉力量减弱的状况得到了改善。只要能让肌肉恢复活力，我们就可以预防老年人由于肌少症而引发的身心虚弱的症状，也可以大大降低容易因股骨等部位的骨折而卧床不起的他们发生跌倒的概率。

衰老造成的肾功能减退被改善

老年小鼠发生的变化还不止于此。

人上了年纪之后，各个内脏器官的功能减退，而某些器官如肾特别易受衰老的影响。

肾内有一类组织叫肾小球，它承担着过滤血液、形成原尿的功能。之所以叫肾小球，是因为它由许多极其纤细的毛细血管像毛线球一样盘绕而成。一个肾小球的大小只有 0.1 ~ 0.2 毫米。人体有左右两个肾，每个肾约有 100 万个肾小球。

由于肾每天都在形成尿液，所以必然产生损耗。随着年龄的增长，无论是人，还是小鼠，其肾小球都会逐渐变得坚硬。这种现象叫作肾小球硬化，会导致肾小球过滤血液的能力变差，肾功能减退。

然而，使用 GLS-1 抑制剂之后，我们发现硬化的肾小球数量减少了。换句话说，肾变年轻了。这结果让我们很惊讶。

接下来，我将具体说明该实验的操作方法。

首先，解剖老年小鼠，将其肾组织切成薄片，置于显微镜下观察。随后，对肾切片进行特殊染色处理，可以从其外观上看清硬化的肾小球的数量。比如，拿一只 3 岁的老年小鼠来做实验时，我们就可以通过上述步骤判断出它的肾硬化的程度。

　　接着，我们对在一定时间内被持续注射定量 GLS-1 抑制剂的小鼠进行了解剖，观察其硬化的肾小球数量。我们发现，其硬化的肾小球非但没有增加，反而减少且发生了由硬变软的现象。换言之，它们的肾功能恢复了，肾变年轻了。

反映肾功能状态的肌酐值下降

　　除此之外，实验结果还显示，这些老年小鼠的肾功能指标也发生了变化。肌酐（creatinine，Cr）被视为一项评估肾功能状态的指标——属于常规体检时用于评估肾功能的一个血液检查项目。肌酐是肌组织中肌酸的代谢产物，肌酐也是由肾小球过滤，随尿液排出体外的。如果一个人的肌酐值超过正常范围，那表明他可能患上了慢性肾病——一种需要依靠人工透析来维持生命的可怕疾病。

和人类一样,老年小鼠老了以后,肾功能会减退,肌酐值也会急剧升高。然而,在注射 GLS-1 抑制剂之后,我们发现小鼠的肌酐值发生了变化。

换言之,虽然只是用小鼠来做的实验,但是该实验确实表明,在注射 GLS-1 抑制剂之后,个体肾脏内硬化的肾小球变软了,恢复了正常的功能。肌酐值的下降也证明了肾小球功能有所改善。这代表 GLS-1 抑制剂不仅可以预防肾脏疾病,还有望让衰老的肾重焕年轻时的活力。

尽管我们很难估算内脏器官的年龄,无法具体判定它们是否从 60 岁时的衰老状态回到了 30 岁时的年轻状态,但可以肯定的是,在注射 GLS-1 抑制剂之后,老年小鼠的肾功能确实有所改善。

衰老导致的肺纤维化有所恢复

肺也是会因衰老而功能显著下降的器官。人年纪大了以后，心肺功能的减退是显而易见的。

人的肺容易随年龄的增长发生纤维化，称肺纤维化。一旦出现肺纤维化，人的肺功能必然减退。因此，年纪越大的人患慢性阻塞性肺疾病和肺气肿之类疾病的风险越高。

老年小鼠的肺也会自然而然地出现纤维化现象。我们向肺泡弹性丧失、肺纤维化的老年小鼠注射 GLS-1 抑制剂之后，其肺功能好转了，肺泡的弹性也恢复了。总之，肺变年轻了。

说到对肺功能造成危害的生活习惯，吸烟居首位。可能有人会问，GLS-1 抑制剂会让烟民的肺功能有所好转吗？由于我们无法让小鼠吸烟，然后再对它们做实验，所以我们不清楚该药对吸烟造成的损害是否存在修复的可能。更何况，吸烟和衰老不一样，衰老是无可避免的，但吸烟的危害是可以避免的。如果我们担心吸烟危害身体，只要戒烟就行了。

有效减少肝脏炎症细胞浸润

人上年纪之后，肝脏的功能不会出现严重的减退，而会保持在一个相对稳定的状态。这就是肝脏的特点。因此，就算人的年纪大了，肝脏也不会轻易受到太大影响，哪怕出点儿小毛病，其整体功能也是可以顺利维持的。

肝脏具备再生功能，哪怕切除了 70%，剩余的部分也可以自行再生。这也就意味着，肝脏是一种性能很好的器官。但是，当人上了年纪以后，即使注意饮食，体内也会堆积脂肪。在这些脂肪堆积的部位，容易发生炎症细胞浸润的现象，导致肝功能减退。本次实验中，在注射药物之后，小鼠肝脏中炎症细胞浸润得到了有效减少，肝脏恢复到极好的状态。

清除衰老的细胞，人就会变年轻！

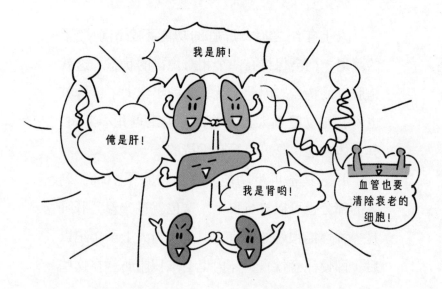

血液中含有一种合成于肝的蛋白质——血
清蛋白。如果肝功能减退，那么血清蛋白的数值
也会下降。但在注射 GLS-1 抑制剂之后，小鼠
的血清蛋白数值回升到接近正常值，这说明肝功
能恢复了。

血管变年轻了

我们的实验表明，GLS-1 抑制剂对小鼠的
动脉硬化有显著的改善效果。

动脉硬化指动脉血管壁变硬、弹性变差，
血液流动不畅的疾病，高脂肪饮食等不良生活习
惯是动脉硬化的重要诱因。众所周知，随着动脉
硬化的恶化，动脉血管壁上会出现脂肪堆积造成
的斑块，斑块脱落后容易形成血栓，导致血管
堵塞。

　　小鼠就算老了，一般也不会患动脉硬化。人类也不是老了都会患动脉硬化，但偏爱高脂肪饮食的人容易患上这种疾病。换言之，动脉硬化跟个人饮食习惯有很大关系。

　　我们在实验中使用的是去除了代谢脂质载脂蛋白 E（apolipoprotein E, ApoE）的小鼠。缺失载脂蛋白 E 的小鼠食用高脂肪食物之后，无法顺利代谢脂肪，因此会患上严重的动脉硬化。我们向患有动脉硬化的小鼠注射 GLS-1 抑制剂之后，其症状得到了巨大改善。可以说，动脉硬化是本次实验中改善效果最显著的疾病之一。

　　当血管的内皮细胞衰老、堆积时，一种发挥免疫功能的白细胞——巨噬细胞无法彻底吞噬它们，容易形成斑块并堆积，进而导致动脉硬化出现。

　　我们的实验表明，清除衰老的细胞可以明

显改善动脉硬化。

降低糖尿病的发生风险

除动脉硬化以外，糖尿病也是与生活方式有密切关系的疾病。人在上年纪后，之所以更易得糖尿病，是因为脂肪组织中衰老的细胞堆积，致使胰岛素敏感性发生改变，血糖很难降下来。衰老的细胞越多，糖尿病的发生风险就越高，因此糖尿病在高龄人群中高发。

反之，清除衰老的细胞可以降低糖尿病的发生风险。实际上，我们在实验中证实了 GLS-1 抑制剂能让小鼠的胰岛素敏感性有所提升，摄入葡萄糖之后，血糖上升值也接近正常值。

糖尿病还伴随着一些并发症，比如视网膜病变导致的失明、视神经病变等。目前来说，糖

尿病是一种无法根治的棘手疾病。如果我们可以
实现对衰老的细胞的清除，那么未来糖尿病治疗
领域的空间必然会拓宽。

抑制 GLS-1 的活性，衰老的细胞就会死亡

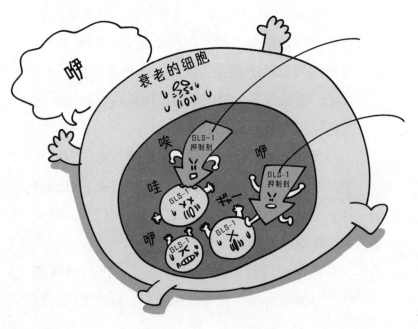

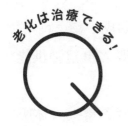

GLS-1 抑制剂是一种什么药物

GLS-1 与氨基酸代谢有关

我们的研究成果是通过注射抑制 GLS-1 这种酶的活性的药物成功清除了衰老的细胞。那么，GLS-1 究竟是什么呢？下面我就来说明一下。

GLS-1 是一种参与谷氨酰胺代谢的重要的酶，而谷氨酰胺是人体内含量最高的氨基酸，也是人体内多种物质的构成基础。在代谢过程中，谷氨酰胺酸会转化成 α- 酮戊二酸，α- 酮戊二酸会影响到三羧酸循环，即 ATP 这种供能物质的合成。

糖、脂类、蛋白质这三大营养素被人体吸收、分解之后，最终转化为葡萄糖、甘油三酯和氨基酸。这些物质经过代谢之后，进入三羧酸循环，从而产生能量分子 ATP。在该能量循环中，GLS-1 是代谢谷氨酰胺过程中不可或缺的酶。

衰老的细胞会产生更多能量

你知道衰老的细胞和年轻的细胞哪种产生的能量更多吗？

也许大家普遍认为，年轻的细胞更有活力，所以产生的能量更多。然而，事实上，衰老的细胞能产生更多的能量，这从两类细胞各自的耗氧量中就能看出来。

细胞需要氧气的参与才能充分生成 ATP 这种供能物质。如果是无氧糖酵解，即使在无氧的状态下，葡萄糖也会转化成 ATP，但这种情况很特殊，ATP 的生成量也极小。

大多数情况下，分解营养素、生成能量的过程必须消耗氧气，由此可以根据耗氧量推断出能量的生成量。已知衰老的细胞消耗的氧要比年轻的细胞更多，换言之，衰老的细胞会生成大量能量。

GLS-1 的表达量上也出现了同样的现象。虽然所有细胞都有 GLS-1，但在衰老的细胞和年轻的细胞中，GLS-1 的量差别很大——年轻的细胞中 GLS-1 的表达量低于衰老的细胞。

我们通过实验发现，衰老的细胞之所以残存，是因为 GLS-1 在起作用。

如何阻碍衰老的细胞大量表达 GLS-1

关于 GLS-1 与衰老的细胞残存的原理，我将在下一章详细叙述，而现在我们先来解释一下 GLS-1 抑制剂。

顾名思义，GLS-1 抑制剂就是一种抑制 GLS-1 的活性的药物。这种抑制剂不是我们发现的，而是前人研发出来并作为实验用品出售的。

人体内含有几千种酶，每一种酶都有对应的实验用抑制剂被生产出来。

由于我们已经知晓，衰老的细胞的残存离不开一种特殊的酶——GLS-1 的作用，在后续的研究中，我们向老年小鼠注射了 GLS-1 抑制剂，目的是消灭衰老的细胞，以观察小鼠身体发生的变化。

被作为抗癌药物开发的 GLS-1 抑制剂

早期实验是在试管中进行的。如前所述，我们在这一阶段发现，人造的衰老的细胞一旦遇到 GLS-1 抑制剂就会死亡。当进一步深究原因的时候，我们通过科学的手段证明了衰老的细胞残存的原理，这将在下一章进行介绍。

为推进研究，我们接着向老年小鼠注射了GLS-1 抑制剂，医学研究往往需要经过动物实验阶段，以此来检验是否可以将药物应用于人体及实际治疗。

GLS-1 抑制剂有一项突出的优势，那就是它在美国已经进入临床试验阶段。尽管美国研发这种药不是为了解决衰老问题，而是为了治疗癌症，但是，既然已经获批开展临床试验，那就不必担心这种药会产生什么严重的副作用。这十分有利于我们研究其在解决衰老问题上的实际应用。

为什么美国的研发人员试图将 GLS-1 抑制剂研发为抗癌药物呢？因为他们认为，癌细胞的增殖必然会经历谷氨酰胺代谢为谷氨酸的过程。谷氨酸参与核酸的合成，属于细胞增殖过程中不可或缺的成分。

癌细胞的增殖也不例外，它离不开谷氨酸的参与。换言之，美国的研发思路是：如果抑制谷氨酸的生成，那不就可以抑制癌细胞的增殖了吗？

总而言之，同样是利用 GLS-1 抑制剂，美国研究小组想通过干预谷氨酰胺代谢为谷氨酸的过程来抑制癌细胞，而我们研究小组设想的是借其清除衰老的细胞。

可以说，两者的思路完全不一样。但是单

就"GLS-1 抑制剂已经应用于人体"这个角度来说，美国的经验对我们推动 GLS-1 抑制剂在抗衰老领域中的实用化是极具价值的。这是因为一种药物会不会产生严重的副作用，是决定这种药物能否用于人体治疗的关键。

老化は治療できる!

第 2 章

"抗衰药" 可以治疗哪些疾病

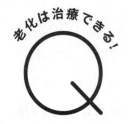

GLS-1 抑制剂作为药物有望治疗哪些疾病

它有望治疗不治之症早老症

在发现 GLS-1 抑制剂后,我便开始思考它究竟能治疗哪些疾病。

首先,我想到的是早老症。一般人都是随着年龄增长而慢慢变老,但早老症患者会在二三十年间迅速衰老。属早老症之一的沃纳综合征已被日本厚生劳动省划为疑难杂症。

沃纳综合征的致病基因是 *WRN* 基因。当该基因发生突变，致使体内无法生成正常的解旋酶时，个体就会患病。因此，该病唯一的治疗方法是将 WRN 基因重新植入患者全身的细胞之中。如果只是将其植入若干个细胞，倒不算什么难事儿。但是，如果要将这种基因植入人体内共 40 万亿～ 60 万亿个细胞当中，就几乎是不可能的事情了。

不过，对于同为基因问题所致的另一种疾病——血友病，由于只要将少量缺失的基因导入患者的肌肉，就能提高血液中具有凝血能力的蛋白质的含量，因此基因疗法效果显著。

总而言之，如果我们面对的只是血友病这种仅将正常基因植入若干个细胞便能改善全身症状的疾病，那么是可以采用基因疗法的，而对于沃纳综合征这种必须将缺失的基因植入全身细胞才能治愈的疾病，基因疗法实施起来就困难重重了。

从这个层面而言，我认为并衷心希望，GLS-1 抑制剂这种只清除衰老的细胞却不伤及其他细胞的药物，可以用于治疗沃纳综合征这种不治之症。

它有望彻底改变衰老现象

此外，我希望未来可以将 GLS-1 抑制剂优先应用于因衰老而患病并且只接受有限疗法的患者，比如因为岁数大而罹患肾衰竭，只能接受人工透析治疗的患者。

在老龄化严重的日本社会，很多老年人体质虚弱，或者出现痴呆等症状，这些问题可以通过清除衰老的细胞来解决。因此，只要根据身体状况适时适量服用 GLS-1 抑制剂，那么患者就能改善身体状况。

让我们畅想一下：将来有一天，所有六七十岁的人都在服用这种药来延缓衰老，那该多么美好啊！

只要衰老的细胞不堆积，就不会引发炎症，如此一来，人的内脏器官、肌肉和皮肤就能永葆青春。

换言之，在不久的未来，GLS-1 抑制剂会改变人类的衰老现象。即使年龄增长，人也不会老去。

这样一来，人的寿命会变得有多长呢？在这一点上，我们必须将健康预期寿命与寿命分开来讨论，我会在后续章节中具体阐述。

本章，我将根据在小鼠实验中得出的数据详细解释 GLS-1 抑制剂可以治疗什么疾病，又存在怎样的治疗可能性。

肾是最终触发死亡的内脏器官

肾是重要的内脏器官，负责过滤血液中的废物，并以尿液的形式将其排出。

也许很多人会疑惑：为什么是肾？心脏和大脑不是更重要吗？的确，很少有人平时会特别关注自己的肾。然而，在维持体内稳态方面，肾的重要性远超人们的想象。

我个人认为，只要涉及导致某个人死亡的最终原因，肾总是脱不了干系。我在从事现在的研究工作之前，曾从事过临床工作，因此有近距离接触患者的经历，并实际治疗过疾病。这是我从当时的工作中总结出来的经验。

人在临死前会出现若干征兆，首先是无法排尿。当然，我指的是处于濒死阶段的患者。若患者出现无法排尿的现象，医生就可以判断出患者的生命还能维持多久，但若患者出现心跳微弱、血压降低或心率减慢等现象，医生则难以做出判断。

其实，很多时候，有些患者的心率已经降到医生都觉得"这人快不行了"的程度，但后来还是回升到了正常值。血压也是如此。有些患者的血压下降到 50 毫米汞柱左右，医生以为这个人已处于垂危之际，但一两个小时后，其血压又恢复到 100 毫米汞柱。

由此可见，血压和心率的波动幅度非常大。然而，一旦患者失去排尿能力，那就再也无法恢复。失去排尿能力意味着体内的废物无法排出体外，这是相当致命的信号。因此，一旦患者无法排尿，医生就可以推断这名患者还能活多久。正因为有了这些临床经验，所以我认为，肾脏是决定人类寿命的重要内脏器官。

不过，上述情况与因年龄大导致的排尿困难是两码事儿。因为老年人排尿无力是膀胱收缩能力变差造成的。虽然老年人的水分摄入量有所降低，但尿量其实与年轻时差不多。而我在这里讨论的情况是人濒死状态下排尿能力的丧失。在这种情况下，即使往患者的输尿管中插入导尿管，他也无法排尿，被放置于床边的集尿袋也没有任何鼓胀的迹象。患者一旦到了这种地步，那么很遗憾，这个人顶多还能活一天到一天半时间。

清除衰老的细胞会改善肾功能

如上所述，我们可知人的肾脏是多么重要。就在我写本书之时，一场呼吁预防慢性肾病的启蒙运动正如火如荼地进行。

如果不加以治疗，慢性肾病最终会恶化到必须进行人工透析的地步。此外，最近的研究表明，慢性肾病是造成痴呆的主要原因。

摄入盐分过多也会伤害肾。摄取太多过咸的食物会导致血液中的钠离子浓度升高。为了降低血液中钠离子的浓度，血管就会吸收体内的水分，使血液量增加。此时，负责泵血的心脏为了将更多的血液泵送至全身，就会产生更强的泵力，于是就会出现高血压。

人体内只有两个负责调节水盐平衡的组织器官，一个是分泌汗液的汗腺，另一个就是肾。肾好比一块毛细血管团，如前文所述，肾中有一种过滤废物用的过滤器——肾小球，流入肾的血液会先经过它。高血压会带来过大的压力，最终使肾小球中的毛细血管破裂，并导致肾小球纤维化，进而导致肾迅速衰老，最终致使肾功能减退。

　　尽管肾脏衰老的风险很高，但老年小鼠实验证明，GLS-1 抑制剂可以恢复肾脏的功能。正如第 1 章所述，向肾小球衰老、硬化的小鼠注射该抑制剂后，其肾小球变软了。

抑制 GLS-1 的活性，衰老的细胞就会死亡

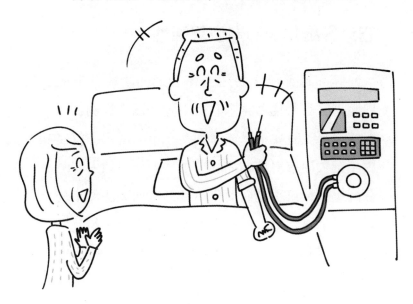

据统计，日本目前约有 34 万人因患有慢性肾病而正在接受人工透析治疗。人工透析治疗不仅让患者不堪重负、生活质量降低，也无疑给国家的医疗费用支出带来了沉重的负担。如果 GLS-1 抑制剂可以让这些患者的肾功能恢复至年轻时的活力，我们就可以扭转这一困境。

它让纤维化的肺泡恢复弹性

肺和肾都属于易随人体衰老而功能减退的内脏器官。其他器官则有所不同，以胃为例：一般情况下，只要不暴饮暴食，一个人就不会仅仅因年纪大而有胃痛的症状。虽然上年纪的人有时会因胃酸分泌不足而消化不良，比如无法像年轻时不忌油腻食物，但不太可能只因为上年纪就出现什么胃病。人也几乎不会因为年纪大了就出现大小肠的功能失调等现象。

呼吸功能会随个体年龄的增长而显著减退。好多老年人抱怨他们的呼吸能力变差了，比如"有点儿喘不上气""爬个楼梯就气喘吁吁"。他们到医院检查后发现，这些现象几乎都是由肺功能减退引起的。

最常见的肺部疾病是慢性阻塞性肺疾病，包括具有不可逆性气道阻塞的慢性支气管炎和肺气肿。研究表明，人的年纪越大，罹患此类疾病的可能性越大，因此以上疾病可谓是一类典型的老年病。

为什么衰老会导致肺功能减退呢？原因是肺泡纤维化。肺泡的功能是将人体吸入的氧气与血液中的二氧化碳进行交换，即气体交换。人有两个肺，其中共有约 3 亿个肺泡，肺泡总体积约占肺总体积的 85%。人只要活着，就无时无刻不在呼吸。因为肺每天都在持续地进行气体交换，所以肺泡会逐渐纤维化。

我们在小鼠实验中发现，注射过 GLS-1 抑制剂的小鼠，其肺纤维化症状得以改善。实验证明，清除衰老的细胞可以使大量肺泡恢复弹性，即令肺重焕活力。

老年人的肺部疾病可谓一类由生活方式引发的疾病，GLS-1 抑制剂的应用将有效促进肺部疾病的治疗和预防。

药物无法治疗吸烟造成的肺损伤

我在第 1 章也提到过，GLS-1 抑制剂可以让肺重焕活力，于是就有吸烟人士来问我："那我不戒烟也能让肺恢复如初吧？"如果要核实 GLS-1 抑制剂对吸烟造成的肺损伤是否存在治疗效果,我们做实验的时候就必须逼小鼠吸烟。由于这是一个人类只要戒烟就能解决的问题,所以该类实验优先级很低,故而尚未能开展。同样,也不会有任何一位医生会叮嘱你:"过量饮酒对身体造成的伤害可以通过 GLS-1 抑制剂来弥补,所以天天尽情喝酒也没事儿。"

众所周知,吸烟会诱发多种疾病。因此,为避免对肺造成损伤,最直截了当的方法自然是戒烟。

说点儿题外话,不同于今日,二三十年前日本的餐饮店和其他类似的公共场所是不禁烟的,因此人们在大街上随处吸烟的现象十分常见。在电车站台、新干线、飞机场,甚至是电影院,不管是在室内还是室外,常常可见吸烟的人。然而,由于研究发现吸烟会引发各种疾病,全社会开始整治在公共场所吸烟的不良风气。

有一件事情我一直记到现在，那是迄今为止最令我惊讶的事情。那时我大学毕业，刚成为一名医生。医生本来是最不应该吸烟的人，可是在接诊时，居然有医生在患者面前若无其事地吸烟。那可是在大学医院的门诊室啊！患者说自己呼吸困难、不舒服，医生却在一旁边吸烟边接诊。现在想起来，我都还觉得难以置信。

它可以预防肝炎和肝硬化的发生

平时爱喝酒的人可能都比较关注自己肝脏的健康。肝脏是人体内体积最大的内脏器官，也被称作"沉默的器官"。

肝脏的特点在于，即使人上了年纪，其功能也不会大幅减退，而会维持相对完好的状态，就算出点儿小毛病，也不会破坏其整体功能。

不过，这种特点也有弊端。一般的内脏器官出现问题时总会表现出一定的症状，比如一个人的肺病了，他就会呼吸困难；一个人吃撑了，他就会胃痛；一个人的肠道功能异常，他就会腹泻。因此，在疾病的早期，本人就会有所察觉。然而，如果肝出了问题，即使病情不断恶化，症状也很少出现，所以本人也难以觉察。这就是为什么它会被称为"沉默的器官"。就算是脂肪肝等疾病也几乎毫无症状，肝功能不会突然变差。因此，当肝脏部位出现疼痛感的时候，患者的情况往往已经很糟糕了。

当然，我们可以通过验血等方式查出肝功能的异常或脂肪肝的情况，所以定期体检是很重要的。

此外，肝的个体差异较大。肝功能已恶化的人和肝功能未恶化的人之间，其肝的状态有着天壤之别。一个常年合理控制饮食，严格控制高脂肪、高热量食物摄入量和饮酒量的人，肝功能会维持得很好。年纪大了以后，人的肝内或多或少都会堆积一定量的脂肪，导致脂肪肝的发生风险增加，但许多合理控制饮食的人即使到了一定年纪，肝内也没有脂肪堆积。

相反，饮食不均衡、暴饮暴食的人即使年纪轻轻也容易患上脂肪肝。此外，需要格外注意的是饮酒过量导致的脂肪肝，这种脂肪肝一旦恶化，就会发展成肝炎或肝硬化。

近年来，在不喝酒的人中，非酒精性脂肪性肝病的患病率有所上升。肥胖也是一个危险因素，因此一定要注意减少高脂肪、高热量的饮食。

人得了脂肪肝之后，其肝内的脂肪堆积处会出现炎症细胞浸润，导致肝出现慢性炎症。这种炎症可能发展为肝炎或肝硬化。即使在一定程度上有意识地合理控制饮食,肝中脂肪堆积的风险也会随着年龄增长而增加,从而增加诱发肝炎的概率。换言之,堆积的衰老的细胞会诱发炎症。

正如第 1 章所述,小鼠实验表明,清除肝中衰老的细胞可以预防肝炎。这就意味着,只要维持肝脏的年轻状态,我们就可以预防脂肪肝,更可以避免脂肪肝恶化为肝炎或肝硬化。

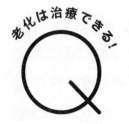

其他可能
预防的衰老
现象有哪些

清除衰老的细胞可以改善痴呆

目前，在日本65岁以上的老年人群中，痴呆的发病率高达16.7%（截至2020年的数据）。随着今后人口老龄化的加剧，痴呆患者的人数将持续增加，预计到2050年，日本老年人群中的痴呆发病率将达到20%。

换言之，届时在日本，在每5位65岁以上的老年人中，就有1位老年人罹患痴呆。面对如

此严峻的形势，任何人都不能置身事外。从这个
意义上来说，如果我们能弄清大脑中衰老的细胞
堆积的机制，并清除这些衰老的细胞，那么即便
迈入超级老龄化社会，我们也能心怀憧憬地面
对。因此，我将大脑中衰老的细胞堆积的机制，
以及清除大脑中衰老的细胞作为我们团队今后至
关重要的研究课题。

在美国的一项研究中，研究人员在小鼠实
验中成功利用大脑中积聚的衰老的细胞的标记基
因，清除了转基因动物体内衰老的细胞。在该
实验中，小鼠的痴呆症状得到了改善。换言之，
已有研究证实，清除衰老的细胞可以改善痴呆
症状。

阿尔茨海默病、帕金森病和肌萎缩侧索硬
化都是由蛋白质异常积聚导致的疾病。目前已
知，β- 淀粉样蛋白是诱发阿尔茨海默病等神经

退行性变性疾病的主因，而有一个假说是这样的：β-淀粉样蛋白异常沉积会促使神经元分泌大量炎症物质，从而使周围的神经元出现炎症，最终发生阿尔茨海默病。

清除衰老的细胞有望改善痴呆症状

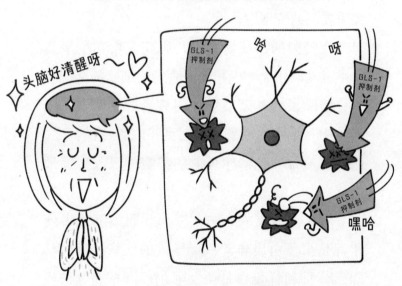

衰老的细胞是指由于损伤，内部呈现氧化状态的细胞。这些细胞若残存于人体内，就会导致细胞炎症，进而导致器官老化，其中原理我会在后文详述。也就是说，这跟 β- 淀粉样蛋白等物质积聚之后造成病变的过程是一样的。因此，清除衰老的细胞的方法也有望应用于治疗阿尔茨海默病等神经退行性变性疾病。或者说，GLS-1 抑制剂也许能够清除 β- 淀粉样蛋白异常积聚的神经元。我们今后将积极推进该项课题的研究。

顺便提一下，在针对痴呆的实验中，我们将阿尔茨海默病的致病基因导入小鼠体内后，会得到患痴呆的小鼠，然后分析向其注射 GLS-1 抑制剂后的效果。

如果痴呆成为一种可预防、可治愈的疾病，那么老龄化社会带来的焦虑与不安必将得到有效缓解。

肌力恢复已得到验证

我在第 1 章介绍小鼠实验时曾提到过，注射 GLS-1 抑制剂之后，可以让相当于人类 60 岁左右时状态的小鼠的肌力恢复至相当于人类 30 岁左右时的水平。所以，我们认为，清除衰老的细胞可以增加肌肉量。

肌肉的形成过程大致如下：成肌细胞分化为肌细胞，形成肌纤维，肌肉量增加。然而，如果成肌细胞在衰老状态下持续堆积，就无法正常分化为肌细胞。因此，我们可以提出一个假设：彻底清除这些衰老的成肌细胞会刺激未衰老的成肌细胞，使其分化，进而增加肌肉量。目前，我们尚未直接测量过肌肉量，今后将在实验中对此加以验证。不管怎样，肌力确实是可以恢复的。

老年人生活自理能力变差或卧床不起的主

要原因之一就是肌无力，以及由此引发的跌倒等事故造成的骨折。保持肌力对于维持老年人的生活质量至关重要。所以，很多人建议老年人多做一些预防跌倒的保健运动，比如锻炼腰大肌等深层肌肉。

如果 GLS-1 抑制剂能够预防肌无力，或者令萎缩的肌肉恢复力量，那么老年人卧床的风险就会大大降低。

此外，人年纪大了以后，骨密度就会变低，导致骨折的发生风险增加。绝经后的女性骨密度会迅速下降，这点想必大家都知道。而骨密度越低，骨质疏松的发生风险就越高。

针对此类风险，若清除衰老的细胞可以促使人体产生新的成骨细胞，进而增加骨量，那将是多么伟大的突破啊！但遗憾的是，我们尚不清楚衰老的细胞被清除后，成骨细胞的数量是否会增加。因为这取决于骨骼的形成量和吸收量之间的平衡。破骨细胞溶解骨骼的同时，为了取得平衡，成骨细胞也在生成骨骼。在这一基础上，我们不能轻易撇开破骨细胞吸收骨骼的事实，来讨论清除衰老的骨细胞是否会增加成骨细胞的数量。

可以预防的其他衰老现象

大多数由衰老的细胞堆积引起的衰老现象可以通过 GLS-1 抑制剂来预防或逆转。

以在 60 ～ 70 岁老年人中患病率高达 60% 的白内障为例：这种病显然是由衰老的细胞堆积造成的，因此，按理说可以通过提前注射 GLS-1 抑制剂来预防。然而，若是人体已经出现了白内障症状，晶状体已然浑浊，清除衰老的细胞还能否改善其症状吗？我们尚不得而知。

晶状体之所以浑浊，是因为其周围存在衰老的细胞，浑浊的晶状体内本身并不存在衰老的细胞。

从这点而言，只能说 GLS-1 抑制剂有助于预防白内障。不过，就算没有预防成功，最终还是不幸患上白内障，也可以将浑浊的晶状体置换为屈光型人工晶状体。这种晶状体置换手术效果很好，因此不必对白内障的预防有过度的投入。

此外，GLS-1 抑制剂还有望预防和改善膝、腰等部位的关节炎，这是因为与年龄增长相关的关节炎与衰老的细胞堆积有关。

但我必须说明一点：由事故造成的腰椎损伤等与衰老的细胞无关，因此 GLS-1 抑制剂很难改善这些症状。

再者，像动脉硬化、高血压、高脂血症等

老年病，也有望通过消除衰老的细胞得到治疗。此外，我还会在第 4 章详细阐述 GLS-1 抑制剂对特殊的癌细胞有作用，以及对晚期癌症的治疗效果。

动脑是否有利于预防痴呆

预防痴呆的训练和涂色书非常受欢迎。虽然我不知道这些方法预防痴呆的原理，但动脑思考确实很重要，所以也不能说它们没有任何意义。不过，若要从实证来判断动脑是否有利于预防痴呆，学界尚无定论。

比如动脑是否可以防止 β- 淀粉样蛋白沉积，或者是否只是在 β- 淀粉样蛋白已经沉积时，提高了神经元活跃度，表面上维持了认知功能而已。这些都尚待进一步研究。

为什么关于人类痴呆的实验证据这么少呢？因为很难对"动脑"和"没动脑"状态进行比较。

具体来说，在研发药物时，无论是针对癌症，还是针对其他疾病，都需要让对照组服用安慰剂，也就是假药，然后将服用真药和假药的患者进行对比。但是对于痴呆这一课题，我们不可能要求一组患者动脑，另一组患者完全不许动脑。因为只要我们活着，就一直在以各种形式调用我们的大脑，比如产生求知欲、受到意外刺激、与人交谈等。因此，这类研究很难收集实验证据。

然而，预防和改善痴呆对于即将迈入超级老龄化社会的我们意义重大，因此我将持续探究 GLS-1 抑制剂在治疗痴呆方面的效果。

世界正加速推进"不老"研究

如今，许多研究人员正从各种角度探寻不老的秘诀。千百年以来，不老始终是人类的终极愿望，人类在千方百计地加速实现不老的梦想。

据说，日本爱知县的国立长寿医疗研究中心正在进行通过清除衰老的细胞来恢复肺功能的实验。

自古以来，很多人从未停止对长生不老这个终极梦想的追逐，尝试了各种疗法。我不知道这些疗法的依据是什么，然而，美国加利福尼亚大学的索尔·维勒达副教授发表了一项实验结果：将年轻小鼠的血液输给老年小鼠，可以提升老年小鼠的大脑功能。

此外，美国华盛顿大学的今井真一郎教授等人经研究发现，实验小鼠服用的 β- 烟酰胺单核苷酸（NMN）在体内会转化为烟酰胺腺嘌呤二核苷酸（NAD）这种辅酶，进而激活一种参与代谢的沉默信息调节因子——去乙酰化酶。该酶具有改善体内新陈代谢的功能，服药小鼠的糖尿病和阿尔茨海默病症状都有所改善。

尽管研究表明，多种疾病的症状可通过GLS-1抑制剂改善，但我们尚不清楚这些疾病究竟跟衰老存在多大的相关性。

衰老的细胞也分很多种，而我们团队的研究取得了一个突破性进展，那就是我们发现所有衰老的细胞都离不开一种酶——GLS-1。

老化は治療
できる！

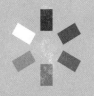

第 3 章

人为什么会衰老

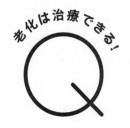

什么是
衰老现象

停止分裂的细胞 = 衰老的细胞

　　本章我将主要解释以下问题：什么是衰老的细胞？我们团队研究所发现的衰老的细胞要存活所必需的 GLS-1 是什么？为什么 GLS-1 抑制剂可以清除衰老的细胞？上述问题的原点——衰老究竟是怎么一回事儿？

　　众所周知，人体起源于一个受精卵。受精卵不断分裂，逐步生长出内脏、肌肉、骨骼等组织。

一个成人的身体由 40 万亿～ 60 万亿个细胞组成。在这些细胞中，存在一种近乎长生不老的细胞——干细胞。虽然干细胞的总量不算多，但是大多数细胞是由其分化、分裂而成的，而这些细胞最终都会衰亡。比如，血液系统的红细胞、白细胞、血小板等血细胞均来源于干细胞。人类的细胞只能分裂 50 ～ 60 次，当细胞彻底停止活动后，就成了衰老的细胞。

换句话说，在我们全身上下的 40 万亿～ 60 万亿个细胞中，除干细胞以外，绝大多数细胞会走向衰老。

按理说，所有衰老的细胞都会被一种叫巨噬细胞（属于白细胞）的免疫细胞吞噬。但实际上，一部分衰老的细胞会残存下来，并在体内堆积，遍布于身体的各个角落。这些衰老的细胞会分泌促炎性细胞因子，继而引发内脏和皮肤的各种炎症。于是，人在上了年纪之后，就会出现各种疾病和现象，比如内脏器官病变、长皱纹等。

残存的衰老的细胞引发炎症，会导致人体衰老

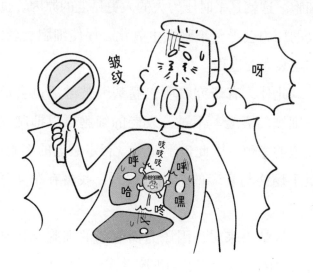

压力加速细胞的衰老

有些细胞因达到分裂次数上限而自然死亡，有些细胞在过大的压力之下，哪怕理论上还可以继续分裂，也有可能彻底停止活动，变成衰老的细胞。这就是平时压力大的人更显老的原因。过大的压力会导致细胞发生氧化，促使细胞衰老，加速衰老的进程。

此外，有研究表明，癌基因被激活也会诱发细胞的衰老。不过，衰老的细胞可以抑制癌细胞的增殖，因此也不能全盘否定衰老的细胞。至于癌症与衰老的细胞的关系，我将在第4章阐述。

从结果来看，因压力而衰老的细胞与达到分裂极限后自然衰老的细胞并无显著区别。

除了压力，紫外线、射线也会影响细胞衰

老。研究发现，人体暴露在这些环境因素下，可能导致基因受损，使细胞提前进入衰老状态。常年在露天环境中暴晒的户外工作者与常涂防晒霜、避免日晒、像大明星一样全方位防范紫外线的女士相比，到 70 岁时，其皮肤的衰老程度将大相径庭。

压力催人老

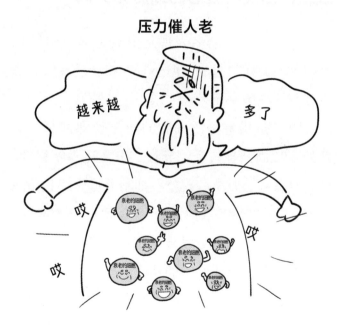

皮肤上的皱纹由堆积在该部位的衰老的细胞所致，是体内轻微炎症过多的外在表现。堆积的衰老的细胞会以各种各样的形式，使人的外表和内脏器官老化。

脱发、白发与衰老的细胞无关吗

虽然皱纹等衰老表现是由衰老的细胞堆积而诱发的炎症引起的，但还有一些衰老现象似乎与衰老的细胞并无太大关联，比如脱发。

脱发是指毛母质细胞的功能受到抑制，毛发的生长周期被打乱，导致毛发在还不够粗壮、稳固时就开始脱落的现象。抑制毛母质细胞功能的罪魁祸首就是睾酮（属于雄激素）。研究表明，睾酮在酶的作用下可以转化成双氢睾酮，而双氢睾酮会抑制毛母质细胞的功能。

　　换言之，脱发的主要原因不是衰老的细胞堆积引发的炎症，而是雄激素的影响。事实上，有的人年纪轻轻就开始脱发，也有的人一把年纪了头发还很浓密。脱发并不意味着衰老，而是一种与雄激素分泌情况高度相关的遗传性症状。

　　因此，我们尚不知道清除衰老的细胞能否改善脱发。

　　除脱发以外，白发也会严重影响一个人的外在年龄。尽管白发确实是一种衰老的表现，然而，目前还没有证据表明白发与衰老的细胞引发的炎症有关。人之所以长白发，是因为毛母质细胞中的黑色素细胞功能减退，生成黑色素的能力下降。黑色素的生成能力存在较大的个体差异。原生发色为褐色、金色的人由于黑色素的生成量本来就不多，不会长出纯黑的头发。金色、红色、栗色等发色受遗传因素的影响较大，由黑色素细胞生成黑色素的能力决定。

　　也就是说，黑色素生成能力并不一定受衰老的细胞的影响。然而，由于黑色素细胞功能减退的原理尚不明晰，我们不能完全排除衰老的细胞之"嫌疑"。与脱发问题一样，我们并不确定清除衰老的细胞能否解决白发问题。

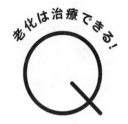

为什么
衰老的细胞
会残存于体内

延缓衰老的细胞死亡的 GLS-1

为什么有些衰老的细胞没有死亡，而残存并堆积在人体内呢？

人体细胞含有一种叫作溶酶体的细胞器，其作用是吸收并分解旧蛋白质，其内部为强酸性环境。随着细胞的衰老，溶酶体膜受损，内部的酸性物质渗出，会导致整个细胞的酸化。理论上讲，细胞在完全酸化后就会死亡。但我们研究

发现，衰老的细胞会激活并大量表达一种叫作
GLS-1 的酶，以此让自己继续存活下来。

为什么出现 GLS-1 之后，衰老的细胞就能
继续存活呢？

因为 GLS-1 能将谷氨酰胺转化为谷氨酸，
并在代谢过程中产生大量的氨。氨是一种碱性物
质，可以与酸化的衰老的细胞发生中和反应。我
们认为，衰老的细胞是为了中和自身的酸性、延
缓死亡，因此大量表达 GLS-1。

掌握细胞衰老密码的 *p53* 基因

我在第 1 章介绍过，为了培育出实验用的
衰老的细胞，我们人工激活了 *p53* 基因。*p53* 基
因掌握着细胞衰老的密码，是一种能够修复受损
DNA、调节细胞分裂过程的特殊基因，被誉为

"基因组的守护神"。如果 DNA 的损伤严重到无法修复的程度，*p53* 基因就会促使细胞衰老，然后将其清除。如此看来，*p53* 基因不愧为基因组的守护神。

我们找到了一种在特定时间激活 *p53* 基因，以使细胞统一衰老的方法。正因为有人造的衰老的细胞，我们才成功找到了延缓衰老的细胞死亡的特殊物质——GLS-1。

衰老的细胞残存于体内的危害

由于衰老的细胞已经不再分裂，不会继续增殖，但它们会产生衰老相关分泌表型（senescence-associated secretory phenotype，SASP），分泌促炎症蛋白质。增龄性疾病就源于 SASP 引起的内脏器官及组织的慢性炎症。

例如，脑神经细胞的慢性炎症是诱发阿尔茨海默病等痴呆病症的因素之一；眼部组织的慢性炎症会造成青光眼、白内障等增龄性眼病；血管衰老会增加动脉硬化发生的风险；呼吸器官的衰老则可能造成心力衰竭、心肌梗死，或加重肺纤维化，从而导致肺丧失弹性及功能衰退。

慢性炎症也会导致身体对血液中胰岛素的敏感性降低，致使身体无法有效控制血糖值，从而增加糖尿病的发生风险。此外，肌少症的部分症状也是由 SASP 引起的。肌少症是随年龄增加而出现的一种病征，主要表现为肌肉质量和肌力的下降。

研究还发现，SASP 产生的促炎症蛋白质会损伤细胞自身的基因，导致细胞组织癌变，即破坏正常基因，诱发身体形成异常的癌细胞。

在细胞衰老的过程中，癌症的发生风险也

会增加。看到这里，想必很多人会感到担忧。不过，人体的构造十分复杂，我们也不能就此断定衰老的细胞只有负面作用。

毕竟，衰老的细胞可以促使无限恶性增殖的癌细胞与周围的细胞一同衰老，从而发挥抑制癌细胞增殖的作用。癌细胞一旦变成衰老的细胞，就会停止分裂。因此，以癌细胞的衰老来抑制其增殖，从而预防癌症，这被视为衰老的细胞的内部程序之一。

我们阻止的不是细胞衰老的过程

既然衰老的细胞可以抑制癌细胞的恶性增殖，那么，一旦我们对 GLS-1 的活性进行抑制处理，清除了衰老的细胞，癌细胞会不会肆意增殖呢？答案是否定的。要理解这一点，我们首先

要区分"细胞衰老的过程"和"衰老的细胞"这
两个概念。

我们应该阻止的，并非细胞衰老的过程。
完成使命的细胞会一步步走向衰老，这是它们
必经的历程，因为细胞分裂的次数是有上限的。
GLS-1 并不参与细胞衰老的过程，而是通过其
代谢谷氨酰胺过程中产生的氨，与已经衰老并
酸化的细胞发生中和反应，延缓衰老的细胞的
死亡。

换句话说，即使 GLS-1 的作用被抑制，细
胞本身的衰老进程也不会终止，衰老的细胞只会
按照我们的需求适时地消亡。

即使一个细胞的基因出现异常并诱发癌变，
该细胞也会自行衰老，以阻止自身的恶性增殖。
我们不得不感叹：人体防御机制是如此之精密、
巧妙。综上所述，在健康的细胞不断更新的情况

下，只要适当清除衰老的细胞，我们就可以按下衰老的"暂停键"。

　　此外，还有研究发现，GLS-1 不仅会延缓衰老的细胞的死亡，还会促进某种癌细胞的增殖。在接下来的第 4 章中，我将详细阐述该项发现。如今，在该项研究成果的基础上，GLS-1 抑制剂已作为一种抗癌药物投入临床试验中。

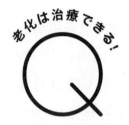

若能阻止衰老，是否就可以实现"长生不老"

决定人类寿命的两种机制

如果能够抑制 GLS-1 的活性，消灭残存的衰老的细胞，那么人体就会不断产生、分裂出新细胞，这样一来，人体组织和内脏的功能就可以维持或改善，衰老造成的身体衰弱的现象将几乎不复存在。

人类最终能否实现长生不老的梦想呢？很遗憾，答案是否定的。

　　人类的寿命分两种，一种是"最高寿命"，另一种是"健康寿命"。随着年龄的增长，健康人群的比例逐渐减少，死亡率逐渐上升。健康寿命就是有自理能力、精神饱满、能按自己意志生活的生命期。如何延长健康寿命，已成为现代社会的共同课题。当健康寿命等于最高寿命之时，就是我们战胜衰老之日。

　　如果 GLS-1 抑制剂可以阻止衰老，那么从理论上讲，健康寿命就可以不断延长。不过，这并不意味着我们可以维持 30 岁时的肌力、皮肤紧致度和内脏状态，也不意味着我们可以一直活到两三百岁。因为我们刚才提到的"最高寿命"有所限制。

人类的最高寿命约为 120 岁

　　人类的最高寿命约为 120 岁。决定最高寿命的关键是什么？这仍是科学界的未解之谜。但我们毕竟已经知道，人类寿命的极限是 120 岁左右。这是至少调查了全人类近 50 年的最高寿命，并根据统计学分析后得出的结论。

即便实现"不老"传奇，
人类最多也只能活到 120 岁左右，最终都会死亡

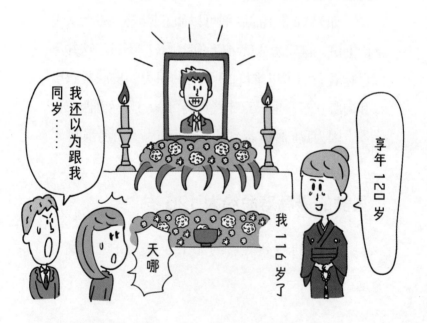

　　所以，无论身体多么健康，外表保养得多么年轻，人类的寿命只能达到 120 岁左右。当然，如果世界上有人能拿出确凿的证据，证明自己真的活到了 200 岁，这个统计结果可能就要被改写了。但无论如何，现阶段普遍公认的事实是：当一个人活到 120 岁左右时，哪怕他身体是健康的，也一样会死去。

　　各个物种的最高寿命不尽相同。据说在哺乳动物中，弓头鲸的寿命最长，有些个体甚至可以活 200 多年。象龟和格陵兰睡鲨也因长寿而闻名。有些鲨鱼甚至可以活 400 岁。不同物种的最高寿命分别是由什么机制决定的呢？这仍有太多未解之谜。总之，不同物种的最高寿命存在巨大差异。但确实存在一些近乎长生不老的生物，并且直至生命尽头几乎不会衰老。许多生命的奥秘仍待探索，我将在第 5 章中做出更详细的说明。

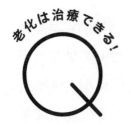

为什么有
"衰老的生物" 和
"不衰老的生物"

衰老与繁殖的关系

至死都几乎不会衰老的生物并不罕见，如龟和鳄鱼，这一点我将在第 5 章详细介绍。这些不会衰老的生物有一个共同特征——繁殖期长。反观随年龄增大而衰老的生物，其生育旺盛期相对较短，以人类为例，女性的绝经就是一个典型现象。

女性的绝经是由激素周期紊乱引起的。女

性停止排卵时，其受精和生育的能力随之丧失。
这与衰老的细胞是不是毫无关系呢？目前对此尚
无定论。

　　不过，关于衰老的生物的繁殖期比不衰老
的生物短，我认为这背后必定存在某种原因。

　　如前文所述，衰老的细胞堆积会诱发大量
促炎因子的分泌，这些促炎因子会损伤周围细胞
的基因。因此，人的年纪越大，受损的基因就会
越来越多。

　　如此看来，在繁殖上，基因大量受损的衰
老个体，显然不如基因几乎没有受损的年轻个体
占优势。即便基因大量受损的个体依然有很强的
生殖能力，其后代基因面临先天性异常的风险也
会增加。

　　这并非在歧视有缺陷的生命，而是单纯地
以生物学角度对其加以分析。

从这个视角来看，受损基因较多的个体之所以难以存活，是因为衰老机制的作用。因此，人的年纪大了，死亡率就会上升。

但从另一个视角来说，或许是因为"不老"生物的体内没有堆积衰老的细胞，所以其基因不会受损，故而其繁殖期再长也没有关系。

人类的基因也会长生不老吗

说句题外话，繁殖也可以看作另一种形式的"长生不老"。

就拿人类来说，两个人的生殖细胞合成为受精卵，并由此孕育出新生命。换言之，原来的生殖细胞会传递给新的个体。细胞不是死亡了，而是延续下去了。

如此想来，我们可以这么认为：对几乎所

有的生物来说，肉身只是容器，基因才是长生不老的内核。

假如我问小学生"人存在的证明是什么"，估计大多会回答"心脏"吧。很多小学生认为，人类存在的关键在于怦怦跳动的心脏。等长大了，他们接触到"我思故我在"的哲学后，又觉得大脑才是人类存在的证明。但我认为，真正的答案或许是生殖细胞，换种说法就是长生不老的生命体——基因。

有时我会想，大脑会不会就是为了传递基因而运转的器官？

这就是为什么繁殖行为会让大脑产生快感。如果繁殖行为令生物痛苦不堪，那么所有生物肯定都早已灭绝。因此，为了让基因延续，大脑才会赋予繁殖行为快感，命令身体进行繁衍。这就是生物进化的结果。

最终，大脑的这种运转方式被编入基因。为了延续下去，为了确保繁衍生息，基因就这样自私地操控着生物的世界。

耳朵最容易衰老

再把话题稍微扯远一些，你认为人体最先出现衰老迹象的是哪个器官呢？

答案是耳朵。虽然每个人情况多少有些差别，但很多人在大约 20 岁之后，听力就没有青少年时期那么好了。

十几岁的孩子就算身处超高频的声环境中，也能敏感地捕捉到声音。可能很多人听说过高频的蚊子声吧。只有儿童和年轻人才能听到这种声音，大多数人在 20 岁之后就听不到了。所以，耳朵很早就开始衰老了。

听说有的地方会利用耳朵早衰的现象来"驱赶"年轻人，比如，在公园播放蚊子声赶跑年轻人。年轻人无法忍受尖锐的金属音，但中老年人根本听不到，所以这完全不会引起他们的注意。可见随着年龄增长，人类的听力衰退得有多么严重。

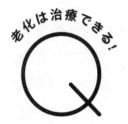

今后"抗衰疗法"是否会推广到一般疾病

它将被应用于由衰老引发的疑难杂症

　　如前文所述，美国目前正在将 GLS-1 抑制剂作为抗癌药物进行临床试验，在没有产生任何严重副作用的情况下，试验已经推进到第二阶段了。因此，如果试验结果证明 GLS-1 抑制剂对治疗癌症有效，那么，在不久的将来，它就会被投入实际应用中。

　　如果进展顺利，我们就利用该药物清除衰

老的细胞，这样我们离战胜衰老的目标就更近了
一步。如此一来，如前文所述，我建议首先考虑
将其应用于早老症等由衰老引发的疑难杂症，然
后将其应用于因衰老的细胞堆积而引发的疾病，
比如肌少症以及痴呆等。

它还可以治疗多种老年病

我希望 GLS-1 抑制剂对治疗糖尿病、动脉
硬化等老年病有所帮助。糖尿病患者的数量庞
大，其中许多人还饱受其并发症的折磨。在这些
疾病的治疗过程中，如果清除衰老的细胞可以从
根本上改善病症，那么衰老和病态都将就此逆
转。因为这意味着，我们有望让时间的指针停
住，甚至让时间倒流。

我们可以设想，在更遥远的未来，有些人

虽然身体健康，无病无痛，但由于其父母患有遗传性糖尿病，所以他们自身患病风险极高，于是，他们服用这种药来预防疾病。而有些人仅仅为了抗衰，就在年纪轻轻、身体健康的时候服用这种药。这些"无病"情形下的用药情况，到时应该会被纳入行政部门的管理。

随着少子老龄化趋势的蔓延，医疗支出的负担愈加沉重，我们应该如何把握药物前景与社会现状之间的平衡呢？应该允许多少无病无痛的健康人士服用这种药呢？这些疑问到时就交给行政管理来解决吧。

老化は治療
できる！

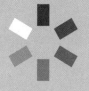

第 4 章

癌症与衰老的细胞

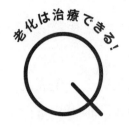

衰老的细胞
会致癌吗

衰老的细胞引发的炎症会致癌

我在第 3 章解释衰老的细胞及其残存原理时，提到了衰老的细胞与癌症之间的联系。在如今的日本，每 2 人中就有 1 人患有癌症，每 4 名男性或每 6 名女性中，就分别有 1 人死于癌症。40 年以来，癌症始终是日本的第一大死因，可谓国民性疾病。如何攻克癌症，是日本在医疗领域面临的一项重大挑战。

在本章，我将进一步阐述癌症与衰老的细胞之间的相关性。

我在第 3 章提到过，衰老的细胞会产生衰老相关分泌表型，分泌促炎症蛋白质。促炎症蛋白质会损伤细胞的基因，导致细胞组织癌变。

换句话说，癌症是由炎症引起的。

我们来看看日本民众发病率第二高的癌症——胃癌（日本民众发病率最高的癌症是大肠癌，而若分性别来看，日本男性发病率最高的癌症是前列腺癌，日本女性发病率最高的癌症是乳腺癌）。胃癌是由幽门螺杆菌引发的。然而，幽门螺杆菌本身并不致癌，但人体在感染幽门螺杆菌后引发的炎症会诱发癌症。

这些炎症会使基因序列突变，导致基因功能异常，进而导致细胞癌变。换言之，由衰老的细胞产生的促炎症蛋白质会损伤周围的细胞。

细胞衰老抑制癌细胞的增殖

当压力等因素激活癌基因后，细胞也会随之衰老。也就是说，被激活的癌基因会加速细胞的衰老，这一过程与衰老的细胞导致周围细胞癌变的过程正好相反。为什么被激活的癌基因会导致细胞衰老呢？我在第 3 章简单解释过原因：这是人体抵抗癌症的一种防御机制。

总而言之，无论是被激活的癌基因，还是紫外线的照射对 DNA 的损坏，都会导致细胞衰老。细胞一旦衰老，就会停止分裂，异常的细胞便不再增殖。衰老的细胞一方面会危害周围的细胞，另一方面能抑制受损细胞的异常增殖，这就是衰老的细胞的两面性。鉴于这样的两面性，为了防止异常细胞的增殖，我们不应该阻断细胞衰老的过程，否则会加剧细胞的癌变。理论上，清除已经衰老的细胞才能降低癌变风险。

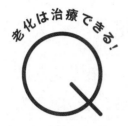

作为抗癌药物的 GLS-1 抑制剂是 如何发挥作用的

GLS-1 抑制剂在抗癌中的作用

前文提到过，美国已开展将 GLS-1 抑制剂作为抗癌药物的临床试验。不过，在美国的抗癌治疗领域，研究人员期望 GLS-1 抑制剂发挥的作用并非对衰老的细胞的清除。我在第 1 章也提到过这一点，接下来我将进一步对其进行解释。

我们团队发现，在 GLS-1 介导谷氨酰胺降解为谷氨酸的过程中，产生的氨会与酸化的衰老的细胞发生中和反应，从而使后者得以存活。

然而，美国的抗癌研究人员关注的是由 GLS-1 介导而成的谷氨酸。

谷氨酸是脱氧核糖核酸（DNA）和核糖核酸（RNA）的合成原料，这就意味着细胞增殖过程必然离不开谷氨酸。

因此，当我们抑制 GLS-1 的活性之后，受试者体内自然就不会再合成新的谷氨酸了，细胞增殖所必需的核酸原料就会被消耗殆尽。

美国的研究人员认为，这可能会抑制癌细胞增殖，于是试图将 GLS-1 抑制剂研发为一种抗癌药物。

尽管美国抗癌研究与我们团队的研究所依据的原理截然不同，但令人欣慰的是，在美国的多名患者参与的临床试验的第二阶段，GLS-1 抑制剂尚未对受试者产生严重的副作用。

它有望成为零副作用的抗癌药物

虽然我们团队使用 GLS-1 抑制剂的目的不是抑制癌细胞的增殖，而是清除诱发炎症的衰老的细胞。但只要 GLS-1 抑制剂能够消除人体内不必要的炎症，它在抗癌治疗方面的前景也就更加有希望。

现有的抗癌药物往往会产生严重的副作用。因为这些药物在抑制癌细胞增殖的同时，还会损害正常的细胞。如果 GLS-1 抑制剂的副作用可以忽略不计，而且治疗效果显著，那么对抗癌治疗领域来说这就是重大突破。我对今后的研究前景充满了期待。

在医学领域，原本专治某种疾病的药物也可用于治疗另一种疾病，像 GLS-1 抑制剂这种案例相当常见。

例如，京都大学的研究小组就曾于 2021 年 10 月发布了一项成果：一种用于治疗慢性髓细胞性白血病的药物可以抑制一种会导致患者全身肌肉萎缩的绝症——肌萎缩侧索硬化（ALS）的恶化。

在该项研究中，研究人员将几种现存的药物注射到由 ALS 患者的诱导性多能干细胞分化出来的神经元中。他们发现，其中一种治疗白血病的药物——伯舒替尼（Bosutinib）或能抑制 ALS 症状的恶化。于是，在后续的 3 个月内，他们对 9 名 ALS 患者施用该药物，其中 5 名患者的症状没有继续恶化。

其实，尝试用现存的药物治疗其他疾病的方法在医学研究中很常见。由于现存药物的体内过程已经得到验证，研究人员无须担心它们的副作用，从而可以迅速将其投入临床试验中，一旦发现该药物确有成效，马上就可以将其应用于临床治疗。

　　反之，若是研发一种全新的药物，那么我们就必须逐一彻查其会进入人体的部位、吸收程度、可能产生的副作用等，然后才能进行人体实验阶段。因此，相比于探索现存药物的治疗潜力，开发新药物势必会耗费更多的时间。

　　这就是如今大多数医学研究尝试使用现存药物来治疗其他疾病的原因。

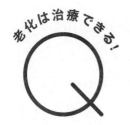

细胞为什么
会癌变

炎症与癌症的相关性

言归正传，虽然我们尚未明确癌症与衰老的细胞之间有什么直接联系，即衰老的细胞是否会诱发癌变，但起码我们可以确认，衰老的细胞引发的炎症会对细胞造成负面影响。

不过，炎症也不是百害而无一利的，有些炎症会对人体起到保护作用。例如，当人体被某些病原体侵害时，会产生炎症反应，进而清除病原体。这类炎症是为了消灭入侵的病原体而产生的，属于人体重要的自发性免疫反应。

但是，如果人体在没有遭到病原体或其他有害物质入侵的情况下出现了炎症，那就会对身体造成危害。衰老的细胞正是这类慢性炎症的罪魁祸首。

以日本第一大癌症——大肠癌为例。目前学界认为肠道的炎症与大肠癌的发病存在某种形式的联系。因为患者在服用抗炎药之后，大肠癌的发病率会下降。此外，正如本章开篇所述，诱发胃癌的原因之一可能是感染幽门螺杆菌之后出现的炎症。

总而言之，癌症往往是由炎症导致的，加之衰老的细胞会分泌炎症物质，因此我们可以推测，衰老的细胞极有可能增加癌症的发病风险。

不过，目前尚无确切的证据显示，哪些

癌症是由慢性炎症诱发的，这一课题仍待今后探索。

慢性刺激也会导致细胞癌变

由物理刺激引发的炎症与慢性炎症稍有不同，一个典型的例子就是由石棉导致的恶性间皮瘤。

石棉纤维进入人体之后会对人体产生物理刺激。通过显微镜观察石棉纤维，我们可以看到它呈极其尖锐的针状。由于超强的防火性能，石棉一度被广泛使用。可是，石棉纤维一旦进入人体，这种尖锐的针状物便会刺进肺，对其施加慢性刺激，导致细胞出现炎症，进而诱发癌变。

也就是说，在慢性而强烈的物理刺激之下，人体内会出现炎症，进而诱发癌症。炎症引发的

癌症应该不在少数。如果人体的炎症是由衰老的
细胞引起的，那么，是否意味着清除衰老的细胞
就能抑制癌症的产生？

我们需要注意的是，作为一种皮肤衰老的
外在表现形式，色斑是由一种能合成黑色素的色
素细胞引起的，与衰老的细胞无关；不过，恶性
黑色素瘤这种皮肤癌可能是由衰老的细胞堆积引
发的炎症导致的，清除衰老的细胞或许对其有一
定的疗效。但是，我们尚未通过实验对这一点加
以充分证实，因此目前对其仅处于推测阶段。

免疫细胞的衰老会减弱防御功能

癌细胞的属性多种多样。比如，肺癌、皮
肤癌，以及在老年男性中发病率极高的前列腺
癌，这 3 种癌症中的癌细胞就各不相同。虽说都

是癌症，但它们特性各异，所以我们无法确定清除衰老的细胞这种治疗方法是否对所有类型的癌症都有效。

尽管如此，任何一种癌细胞在癌变之前都是正常细胞，所以它们在癌变之前应该是相似的。在癌变之前这一阶段，衰老的细胞增多会引发炎症，因此我们不能忽视细胞衰老的过程增加癌症发生风险的可能性。

无论如何，我们都密切关注美国目前仍在推进的临床试验，并希望今后展开更深入的研究。

此外，从免疫细胞的功能来看，衰老的细胞的堆积也不容小觑。衰老的免疫细胞残存于人体内，意味着人体免疫功能减弱。在这种情况下，如果病原体入侵人体，或者癌细胞发生增殖，那么免疫细胞是无法充分发挥防御功能的，只能任由本应被吞噬和攻击的患处恶化下去。

我们认为，彻底清除功能衰退的免疫细胞之后，活跃而强大的免疫细胞就能更有效地发挥功能。或者说，清除衰老的细胞可以增强新生细胞的作用。不管是对炎症的抑制，还是对免疫功能的激活，清除衰老的细胞在其中扮演的角色都值得我们拭目以待。

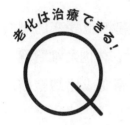

清除衰老的细胞就不会得癌症了吗

大象不会得癌症

我将在第 5 章详细解释生物与衰老的细胞之间的关系，在此之前，我想简单谈谈大象这种生物。

大象是动物园里颇受欢迎的一种动物，它们以长寿闻名，平均寿命在 70 岁左右，但是，它们却不会得癌症。这是为什么呢？难道是因为大象体内没有残存的衰老的细胞吗？

　　通常，引起细胞衰老与引起细胞癌变的刺激是相同的，当受到这种刺激时，体内的细胞就会通过衰老的方式来防止细胞癌变或癌细胞增殖，这一点我已经多次阐述过了。

　　大象体内的衰老的细胞是不是会被及时清除呢？可以确定的是，大象不会得癌症。此外，大象很少在二三十岁时就因为某种疾病早逝，基本都是在活到最高寿命时老死的。2021 年 5 月，日本有一则新闻报道称，在千叶县市原市的一所动物园里，年龄分别为 30 岁、35 岁的两头大象在同一天相继发病后死亡。之所以会出现这样的新闻，是因为这种事件在大象中太罕见。如果换作两只狗或两只猫在同一天死亡，那一般是不会上新闻的。

　　调查结果显示，这两头大象的死因是肠道内的细菌异常增殖引发的肠炎。大象其实很少会得这种疾病。

　　绝大多数大象能一生无病无痛地活到最高寿命。即使是满身褶皱的老象，体内的细胞也不会发生癌变。那么，它们年轻时的身体状态是不是极有可能一直维持到暮年呢？

伴随衰老产生的癌变

　　我们可以得知，体内不堆积衰老的细胞的大象不会得癌症。根据这个现象，我们可以得出结论：清除衰老的细胞有望起到抑制癌症发生的作用。然而，正如本章开篇所说，癌症也分许多类型，清除衰老的细胞的疗法对各种癌症分别会起到怎样的治疗效果？这一课题仍待今后深入研究。

　　对于癌症的根源，学界至今未得出清晰的

结论。我们仍然无法科学地解释最先发生癌变的细胞到底经历了怎样的过程，但可以确定的一点是，衰老的细胞一旦与癌细胞混杂在一起，就会加剧癌细胞的恶化。我猜想，这可能跟衰老的细胞分泌的炎症物质有关。

说得更具体一些，只要衰老的细胞没有过量堆积，那么，即使部分细胞发生癌变，也不会因衰老的细胞而恶化并最终引发癌症。

反之，衰老的细胞增多会使癌细胞恶化，引发癌症。我推断，这就是人年纪越大越容易患癌的原因之一。从这点而言，彻底清除衰老的细胞之后，伴随衰老产生的癌变也许就会在一定程度上得到抑制。

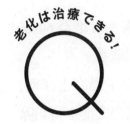

"癌症家族"
与衰老的细胞
有关系吗

"癌症家族"的含义

你知道"癌症家族"吗？这个词容易令人联想到细胞易衰老的体质。但实际上，它不是细胞衰老的问题，而是癌细胞基因的问题。

美国女星安吉丽娜·朱莉的健康状况被曝光后，乳腺癌相关基因（*BRCA1*、*BRCA2*）的突变迅速为公众所熟知，这类基因突变的携带者发生乳腺癌和卵巢癌的概率极高，患乳腺癌的概率可增至 80%，患卵巢癌的概率可增至 60%。而这种基因突变与细胞衰老并无联系。

因此，携带这类基因的人为了提高生存率，一般会考虑在乳房或卵巢发生癌变之前进行切除手术。安吉丽娜的母亲就因乳腺癌不幸在 56 岁时逝世，而安吉丽娜本人也在基因检测中被检查出携带 *BRCA1* 这种变异基因。医生诊断她患乳腺癌的风险高达 87%，于是安吉丽娜决定切除双乳。

如此看来，在衰老的细胞诱发炎症之前，有些人就已经因为自身携带的变异基因而遗传了患癌风险较高的体质。在这种情况下，"癌症家族"就意味着天生患癌的风险更高。

与此同时，"癌症家族"还有一层含义。在医院做检查时，医护人员一般都会询问被检查者的家族中是否有人患癌，可是在当今时代，日本每 2 人之中就有 1 人患有癌症。假设某个人一共有 10 名亲属，这些亲属中却没有任何一个人患有癌症，这是不是令人惊讶呢？既然患癌人群的比例如此之高，那么，除了明显携带变异基因的人，关注一个人是否有癌症家族史就变得几乎没有任何意义了。若是为自己生于这样的"癌症家族"而忧心忡忡，反而给自己徒增精神压力，加速细胞的衰老。

老化は治療
できる！

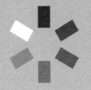

第 5 章

各种生物身上神奇的衰老现象

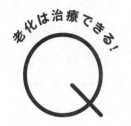

是否存在
长生不老的
生物

不同生物的衰老速度差别很大

正如我在第 3 章提到的，即使我们可以阻止衰老的进程，人类的最高寿命也只能达到 120 岁左右。尽管清除衰老的细胞可以预防衰老、延长健康寿命，但依然无法延长人的最高寿命。即使身体不受年龄增长的影响，保持相对健康的状态，到了 120 岁左右，一个人的生命活动也会停止。

我在前面的章节也列举了一些比人类寿命更长的生物，比如，据说有些弓头鲸能活 200 多岁，有些鲨鱼能活四五百岁。这些生物衰老的速度极慢。

在第 4 章，我又介绍了一类没有衰老的细胞堆积、不会得癌症的生物——大象。大多数大象会在极其缓慢的衰老速度下，一直活到 70 岁左右的最高寿命。看到那些老象，你会发现，它们明明外表浑身褶皱，体内却并未衰老。也许你会感到不可思议，但大象就是这么一类不会患上增龄性疾病的生物。

由此，我们可以得知，不同生物的衰老速度差别很大，亦可得知，与人类衰老进程同步的生物少之又少。然而，生命终有一天会结束，这是所有生物的共同点。尽管衰老的速度各不相同，但是，只要达到最高寿命，生命活动势必停止。

　　不过，地球上的确栖息着一些长生不老的神奇生命。

最强生物体——水熊虫

　　水熊虫可谓长生不老的生物的代表之一。这是一种体长仅 0.5 毫米左右，长着 8 条小细腿，却有着"最强生物"称号的动物。为什么说水熊虫是"最强生物"呢？

　　水熊虫的"强"体现在它完全脱水、浑身干燥的时候。

　　脱水之后，水熊虫会进入完全休眠的状态，其全身细胞的代谢活动都会停止，看起来就像死了。然而，当再次遇水后，水熊虫就会恢复生命体征，即所谓的起死回生。在脱水的休眠状态下，无论是进入真空的宇宙，还是受到辐射的损害，水熊虫都不会死亡，用"最强"二字来形容，水熊虫当之无愧。

不久前，英国肯特大学的研究人员进行了一项实验，他们将完全脱水的水熊虫装进气枪子弹中，以此来测试水熊虫对冲击的承受能力。结果显示，水熊虫在受到每秒825米的高速冲击后，再次遇水时仍能复活。

在没有脱水的休眠状态下，水熊虫的寿命就很短了，只有1到12个月。而且水熊虫很脆弱，被踩一脚就会一命呜呼。然而，水熊虫一旦脱水，其细胞活动就会完全停止，它们就会摇身一变，成为"最强生物"。

在特定条件下，水熊虫不仅不会衰老，还近乎永生，我对这类生物的生命机制很感兴趣，以后一定要请教一下专门研究水熊虫的人士。

水螅：最高寿命为 3000 年

还有一种比水熊虫更近乎长生不老的生物——水螅。水螅体长约 1 厘米，属于小型淡水生物。水螅是一种多细胞生物，是水母的近亲。不同寻常的是，它拥有长生不老的特性，其身体几乎不会衰老。

既然身体不会衰老，那也就没有年龄的概念了。打个比方，水螅的状态就像指针停摆的时钟。根据流行病学的估算，水螅可以活 3000 年。对于如今在世的我们而言，谁也无法看到水螅在 3000 岁高龄时死去的场景。

此外，同属水螅纲的灯塔水母也是长生不老的生物。当一只灯塔水母即将死亡时，它会变成团状，由此孕育出新的灯塔水母。

如果用人类做类比，这个过程就像一个人

身体状态越来越差时，他身上的部分组织变成团状，然后一点点长出一个全新的人来。当个体可以通过这样的方式重塑形态并获得新生时，我们很难判断它何时才算是消亡。

由此可见，地球上确实存在一些长生不老的神奇生物，仅凭细胞衰老理论是无法对其加以解释的。目前，很多人正在研究这些奇妙生命体。

从这点而言，关于生命何时开始和结束的课题，仍有太多谜团尚待破解。如前文所述，人是由生殖细胞孕育而来的，因此就基因的延续性而言，人类也算是永生的生物。

龟和鳄鱼的"不老"秘密

说到长生不老，有些生物虽然比不上水螅

和灯塔水母，但也几乎不会衰老，比如乌龟和鳄鱼。

　　虽然我们很难断言一种生物要具备怎样的特征才称得上"不老"，但个人认为，衡量衰老最明确的标准是死亡率是否会随个体年龄的增长而发生变化。

不容易衰老的动物

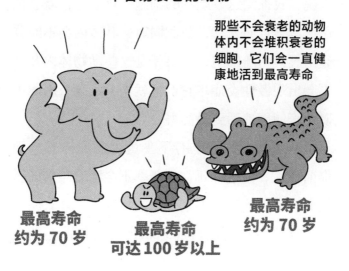

那些不会衰老的动物体内不会堆积衰老的细胞，它们会一直健康地活到最高寿命

最高寿命
约为 70 岁

最高寿命
可达 100 岁以上

最高寿命
约为 70 岁

正如我在本书的前半部分所写，人的死亡率是随年龄的增长而上升的。人一旦上了年纪，死亡率就会逐年上升，这跟人体会不断衰老有关。

然而，大象、龟、鳄鱼等动物与人类不同，它们的死亡率不会随年龄的增长而上升，因此我认为它们的体内也许不会堆积衰老的细胞。具体来说，我推测这些动物的细胞一旦衰老，就会被迅速诱导走向死亡，与此同时，其体内会不断分裂出健康的新细胞，结果就是这些动物体内几乎不会出现慢性炎症，它们也就不会衰老，因此可以一直健康地活到最高寿命。

话虽如此，但也有不少龟因病原体感染而提前死亡。但这种死亡的概率不会随着年龄的增长而波动，这正是不老生物的特点。

这些生物为即将迎来超级老龄化社会的我

们展示了"健康长寿"的理想状态。

裸鼹鼠：既不衰老，又能长寿

　　在啮齿动物中，也有近乎不老的物种。我们在实验中使用的小鼠也属于啮齿动物，但小鼠是会衰老的，其最高寿命为 3～4 岁，其死亡率会随着年龄的增长而明显上升。因此，我们才能进行以老年小鼠为对象的衰老实验。

　　栖息在非洲大陆的裸鼹鼠也属于啮齿动物，但它们的最高寿命可以达到 30 岁左右，这在啮齿动物中算是相当长寿了。而且，裸鼹鼠的死亡率不会随着年龄的增长而上升，它们与大象一样，死亡率始终不受年龄的影响。除非遭遇某种不测而不幸身亡，否则裸鼹鼠的死亡率不会仅因年龄的变化而波动。换言之，裸鼹鼠的衰老的细胞会迅速死亡，继而被新细胞取代。如此一来，衰老的细胞不会堆积，身体也就不会衰老。

可即便不受年龄增长的影响，在快要活到最高寿命时，裸鼹鼠还是会走向死亡，哪怕它们身体依旧健康。为什么它们活到最高寿命就会死亡呢？这一课题有待今后进一步研究。

即便我们可以阻止衰老，但所有生物的生命注定会迎来终结的一天。究竟是什么闭合了生命的开关呢？我对这个课题很感兴趣。

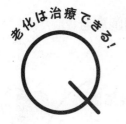

我们在日常生活中可以做些什么来抑制衰老

适度的压力可预防衰老

　　了解到长生不老的生物的生存状态之后，大家想必对衰老现象也有了一些新的看法。我在前面的章节也提到过，人类通过生殖细胞的基因孕育后代，从基因延续的层面讲，人类也长生不老。但是，从个体的角度来看，人类离长生不老还差得远。

　　如果未来 GLS-1 抑制剂得以普及，那么人

轻微的压力可以抑制细胞衰老

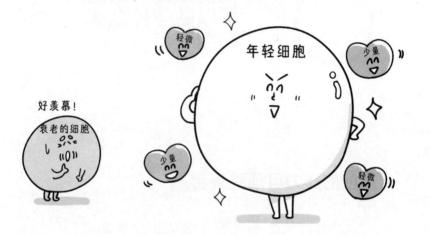

们就算无法因此长生，也很有可能实现不老之梦。不过，这不是立刻就能实现的，因此我不由得会想，我们在日常生活中能否做些什么来抑制衰老呢？鉴于我对细胞衰老的研究已经有些时日了，我想在这里提出几条可行的建议。

虽然压力很难调节，但是有研究证明，轻微的压力可以延缓人的衰老。虽然过大的压力会加速衰老，但是当人持续处于少量或轻微的压力之下时，细胞会形成对压力的抵抗力，因此能在一定程度上延缓细胞的衰老。

过度控制摄入热量会加速衰老

许多人为了减肥会严格控制热量的摄入值，而有研究表明，适度控制摄入热量（将摄入的热量控制在必需摄入量的 80%）有利于延缓人体的衰老。因为这实际上是对自身施加一种抑制食欲的轻微压力。

适度控制摄入热量可以提高体内 NAD 的含量。摄入热量的控制与 NAD 密切相关，人在饥饿时，身体所需的 NAD 就会增加。据说 NAD

可以促进人体的新陈代谢，从而改善各种增龄性疾病的症状。古人常说的"饭吃八分饱"，其实很有道理。

虽说保持饥饿感有一定的好处，但不能把自己逼到饥肠辘辘的境地，毕竟过大的压力反而会加速人体的衰老。为了马上瘦下来，有的人会极端地控制摄入热量，甚至到了绝食的地步，结果适得其反。如果给自己过大的压力，即使瘦下来，也会加速衰老。总之，我们还是应该将压力控制在轻微的水平。

不过，每个人对热量的需求量都不尽相同。所以，对不同个体而言，我们很难判断"适度"究竟是何种程度。有些评测表可以根据年龄、性别、身体活动量等数据推算一个人每天需要摄入的热量，不过，受体形、新陈代谢的状态、日常活动情况等因素的影响，热量摄入的"适度"标准实际上是因人而异的。

　　要是一个人每个月都去诊所定期检查活动量等指标，也许可以推算出自己的适度摄入热量，但这种医疗项目往往不包含在保险范围内，所以人们也不愿意去做这种检查。因此，在不明确每个人的"适度"摄入热量的情况下，空谈"适度控制摄入热量"是不负责任的。而且，如果因过度控制摄入热量而导致营养不良，那对身体就会百害而无一利。因此，我不会大力推崇这种抗衰老方式。

　　只有在保证营养均衡的前提下，适度控制摄入热量才能减缓衰老的进程。

　　此外，紫外线造成的压力也同理。少量的紫外线照射可以起到增强体质、预防衰老的作用。然而，我们很难界定"少量"的程度是多少。一旦超过必要的限度，紫外线的照射就会对细胞造成损害，加速衰老进程。

如果将来能构建一套为每个人量身定制严密管理摄入热量和饮食均衡的系统，想必这种方法预防衰老的效果就可以充分体现出来了。

氧气也会产生危害

导致衰老的原因有很多，比如，环境是一个重要因素。其中，紫外线和活性氧的影响不容忽视。

就紫外线而言，我们能做的事只有注意避免暴露在强烈的紫外线照射之下。至于活性氧，我们要知道，过度运动会产生大量的活性氧。

人类靠氧气生存。离开氧气，我们就活不下去。然而另一方面，氧气也有很强的毒性。氧气对人体造成的伤害有多大呢？可以说，"人是因为吸入氧气才衰老的"都不为过。虽然氧气确实是维持生命所必需的物质，但是我们也要认识它的两面性。

活性氧会在人体内瞬间产生，其含量又会在瞬间减半。过度的有氧运动是最容易产生大量活性氧的方式。注意，是"过度"而非"适度"。不仅是跑马拉松，无论什么形式的有氧运动，只要运动者在运动过程中大量吸入氧气、产生能量，那就必然会产生活性氧，而活性氧会损害细胞，使细胞衰老。

"过度运动"会加速衰老

一般认为，适度运动有利于保持身体健康，可以预防生活方式疾病、调节自主神经。确实，适度运动与适量压力有助于预防衰老。因此，有关运动对人体的利弊，说到底就是运动强度的问题。

　　普通人要注意运动强度，不可逼自己像运动员那样剧烈运动，因为过于严苛的身体训练会加速衰老。

　　就这点而言，每天坚持跑马拉松或去健身房锻炼的人尤其要注意运动强度。尽管大多数人在自己的承受范围内进行适度运动，但有些人在日复一日的运动中形成了强迫症——只要一天不跑步，心里就会有负罪感；只要一天不锻炼，就开始担心肌肉力量减弱。运动也有一种成瘾性。比如，当一个人咬牙坚持跑到浑身难受时，他的大脑会分泌一种被称为"脑内毒品"的物质——内啡肽，从而产生"跑步者高潮"。这种感受令人愉快，具有成瘾性，我们甚至可以称其为患上了"慢跑病"。

紫外线和活性氧是衰老的魔咒

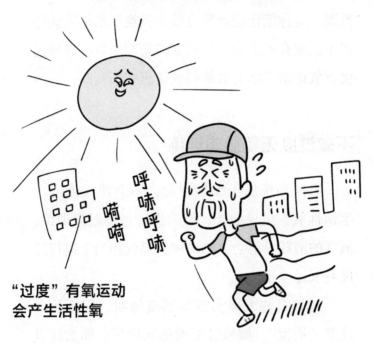

"过度"有氧运动
会产生活性氧

呼哧呼哧

嗬嗬

在 2020 年东京奥运会（2021 年举行）上，来自世界各地的选手们为大家带来了精彩的赛事，这是他们经过长年累月的严苛训练的结果。然而，这种能让运动员有效提升竞技水平的训练属于过度有氧运动，从衰老的角度来看，这种过度有氧运动实际上对他们的健康是不利的。

不做过度无氧肌肉训练

肌肉训练属于无氧运动，不会使人体内产生活性氧。虽说如此，但若进行过度肌肉训练，氧气的消耗量就会急剧增加，那就相当于进行过度有氧运动了。

虽然有些人确实需要适度增肌，但还是要注意"适度"。如果过度增加肌肉量，那么耗氧量就会以相同的比例增加，人就会衰老得更快。

由于健美运动员肌肉发达，他们的身体会通过新陈代谢来消耗营养素，所以他们吃得再多也不会发胖。虽然这似乎是一件好事情，但实际上他们的身体会消耗大量的氧气，这就相当于通过进食后的大量耗氧来获取能量，换言之，这跟做有氧运动时不断耗氧的状态是一样的。氧气消耗得越多，人就衰老得越快。因此，上了年纪之后，肌肉量多的人可能更容易衰老。

由此我们可以得出结论：将一个人的体质调整至可以在消耗较少氧气的情况下获得能量的时候，无疑是有利于抑制衰老的。前文提到的对热量摄入的控制就是一个例子，只要平时坚持将热量摄入量控制在 80% 的程度，我们的体质就会往消耗更少氧气的方向转变，从而起到预防衰老的作用。

如何算出适度的热量摄入值

如果你想准确地知道自己摄入多少热量才

算是适度，那必须先测算自己的肌肉量和耗氧量。在得出自身所需的热量摄入值之后，再将自身的热量摄入值控制在 80% 的水平，你就会转为耗氧较少的体质。

然而，一般人没那么容易获取这些精准的测算数据，在这种情况下，就只能根据自己的生活情况推算大概的数值了。因为过度控制摄入热量往往会造成沉重的压力和严重的营养不良，反而会加速衰老，所以适度与否至关重要。这点我在前文已反复强调过了。

如果粗略地估算，我们可以将体重不增不减时的状态作为参考标准，即将此时摄入的热量值看作 100%，然后减少饭量，直至将饭量控制在原来的 80% 左右。这样一来，你的体重就会逐渐下降，并且降到某个数值时就会稳定下来。由于轻度控制摄入热量的作用，若能维持在这个体重水平，人体就能处于耗氧量略受限制的代谢状态。

　　不过，这个方法对目前还没有节食的人较为适用。如果将体重稳定不变时的饮食状态设定为 100%，那么可以将其降到 80%。但如果你已经在节食，就不要再在这个基础上接着减到80% 了。

　　总之，不要剧烈运动，不要压力太大，不要暴饮暴食，这三点看起来都是基本的生活常识，但要延缓细胞衰老、避免形成消耗多余氧气的体质，我们就应该养成这些良好的生活习惯。

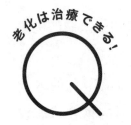

抗衰措施真的可以预防衰老吗

抗衰老保健品必须有科学依据

如今市面上有许多声称具有抗衰老功效的保健品和化妆品。虽然它们在改变大众对衰老的认识方面起到了一定作用，但实际上其中有些产品是缺乏科学依据的，消费者对此一定要多加小心。

我觉得"抗衰老"是非常合适的用词。"抗衰老"就是抵抗衰老的意思，"抵抗衰老"比

"重返年轻状态"这种谎言性质的词语更实在。抗衰老不是重返年轻状态，而是设法延缓细胞的衰老，或者设法顺利诱导衰老的细胞凋亡。抗衰老是关乎延长健康寿命的话题。然而，有些保健品和化妆品宣传的不是"抗衰老"，而是"重返年轻状态"。还有些产品主打的是美容，而不是健康。

如果一款产品真的有效，那么我希望商家能出示相关数据来予以证明。比如，就保健品而言，以符合某种条件的人群作为实验对象，比较使用该产品前后的情况，公布根据统计学得出的结果，只有拿得出这种统计学数据的产品才可信。所谓的"个人使用心得"是不科学的。

我认为抗衰老的目的是健康，换句话说，抗衰老不是设法让人的外表重焕年轻，而是设法让人的健康寿命更接近于最高寿命。GLS-1 抑制剂便是如此，现阶段会将其优先用于治疗因衰老现象而生病的人群，这一基本立场不会改变。

全世界都是女性更长寿

　　女性往往在抗衰老方面的态度更积极，对健康长寿的意识也更强烈。众所周知，在现实中，女性的平均寿命比男性更长。2021 年日本厚生劳动省发布的简略生命表显示，日本女性的平均寿命为 87.74 岁，日本男性的平均寿命为 81.64 岁。很明显，日本女性的寿命一般比日本男性的寿命长约 6 年。

　　这个趋势在世界范围内都有。虽然在某些国家，男女平均寿命的差距很小，比如阿尔及利亚的女性平均寿命为 78.6 岁，而男性为 77.2 岁，但无论在哪个国家，调查结果都显示女性的平均寿命比男性更长。值得一提的是，世界各国人均寿命排名榜上，日本位居女性排行榜第一，而男性排行榜第一是瑞士（81.9 岁），日本位居第二。在发达国家中，美国的排名相对较低，女性为81.4 岁，男性为 76.3 岁。

为什么女性的平均寿命普遍更长呢？我们尚不清楚其中的原因，但调查结果确实显示女性更加长寿。为什么女性更长寿？男女在细胞衰老方面存在什么差异？生殖功能对于细胞衰老有没有什么影响？为什么全世界范围内都出现了同样的结果？我对以上问题充满好奇。

日本人长寿的秘诀是饮酒量少吗

无论是从男性还是从女性的数据来看，日本在世界范围内都属于当之无愧的长寿之国，其中一个原因就是饮食。

日本人的日常饮食相对均衡，跟世界其他国家相比，日本人的饮酒量也较少。这种饮食习惯也使得日本的肥胖人群相对较小，避免肥胖也是有利于长寿的。由大量饮酒或不良生活习惯导致的肥胖会对细胞施加过大的压力，从而使衰老的细胞增多。

也就是说，由于日本人的饮食均衡、饮酒量少等生活习惯不易导致肥胖，与西方的生活方式相比，对细胞造成的压力就相对更小。相反，均衡的饮食和良好的生活习惯可以延缓细胞衰老。

总而言之，预防肥胖、适度运动、饮食均衡，不仅有利于消除衰老的细胞，也是维持健康的基本要求。从对细胞施加的压力来看，这三点也是需要遵守的。

GLS-1 抑制剂是抗衰老保健品吗

我在第 2 章简单提及过，可以通过促进新陈代谢来改善增龄性疾病的辅酶 NAD 眼下备受瞩目。由于 NAD 由 NMN 在体内转化而成，如今 NMN 也成了市面上的一种保健品。

对 NMN 来说，纯度很重要。一粒高纯度的 NMN 药片可以卖几千日元，这是一种价格昂贵的保健品。尽管辅酶 NAD 没有清除衰老的细胞的作用，但我认为它或能改善生活方式疾病的各种症状。

与此同时，我知道现在有许多人也在关注 GLS-1 抑制剂是否会商品化，成为一款抗衰老保健品。但我认为，GLS-1 抑制剂毕竟是一种药物，不应该被制成保健品。保健品不需要实验证据，我们要坚决抵制商家肆意生产所谓的含有高浓度 GLS-1 抑制剂成分的食品，因为这会在 GLS-1 抑制剂作为药物投入使用之前干扰公众的认知。

　　由于 GLS-1 抑制剂有望治疗老龄化社会中的诸多疾病，所以我们的目标应该是早日让 GLS-1 抑制剂获得认证，成为一种真正的药品。

老化は治療
できる！

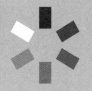

尾声

展望不老神话实现以后的
社会图景

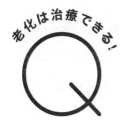

当"不老神话"成为现实，社会将发生哪些变化

长寿也未必是一件幸事

清除衰老的细胞可以让我们维持不老之身，将健康寿命逐渐延长至最高寿命。我们的研究很有可能打造出一个"不老"的社会。若"不老"成为现实，日本的未来将发生翻天覆地的变化。

虽然从数据上看，日本经济正处于复苏阶段，但老百姓的感受并非如此，因为整个社会都面临着异常严峻的现实，比如，劳动人口急剧减少，有护理和医疗需求的老年人口增加等。即使数字化转型可以提高效率和生产率，但鉴于消费活跃度高的劳动人口下降趋势明显，其作用也就杯水车薪了。

社会保障支出增加，劳动力市场不断萎缩。在这样的背景下，人们很难乐观看待自己的晚年生活，社会普遍充斥着对"超级老龄化""批量死去"的不安。

因此，并非所有人都认为长寿是一件幸事。经过数次技术革新，人类社会在包含医疗在内的诸多领域取得了飞跃式的进步。受益于这些进步，我们打造出前所未有的长寿社会。可随着长寿人数的增加，人们感受到的不是幸福，而是更多的不安。这不禁让人疑惑，发展究竟是为了什么？难道我们在艰辛构建的这个社会中，长寿带来的不是幸福，而是无尽的痛苦吗？

一个没有 65 岁退休年龄限制的社会

为什么社会蔓延着这种不安情绪？这是因为现有的社会体系无法应对人口的快速老龄化。我们尚未构建出让人人都能安享晚年的可持续社会体系。据说到 2055 年，日本 65 岁及以上的人口将超过日本总人口的 40%。这是人类从未经历过的局面：面对一个总人口 40% 以上都是老年人的社会，每个人都犹如置身于一个没有出口的迷宫，茫然而不知所措。

日本于 2021 年 4 月 1 日起实施的《老年人雇用安定法》规定，公司应履行努力义务①，将退休年龄延长至 70 岁，或将继续雇用制度的最高年龄延长至 70 岁。与逐步推迟养老金发放的

① 努力义务是日本的法律条文中义务的一种。意思是"应该努力做到、尽量做到"，促使当事人自主自发地行动。不遵守努力义务并不会遭受处罚。——译者注

起始年龄的做法相呼应，日本正在提倡将老年人也纳入部分的"劳动人口"，鼓励延长退休年龄。

然而，即便法律规定公司有努力义务做出行动，65 岁以上人群的劳动技能也不会在短时间内迅速提高。该项法律的作用只是略微增加了"老年打工人"的数量，或者增加了与处于工作年龄段的人具备同等能力和干劲的高技能老年人的就业机会。

但是，如果 65 岁的人和 30 岁的人在身体功能（尤其是大脑功能）上没有任何区别，可以保持同等的生产力，从事同等强度的社会活动，那将是一番怎样的景象呢？如果人们在七八十岁时的工作表现还能不逊色于那些正处于工作年龄段的人，那就不会再有"老年人"的称呼了。

如果清除衰老的细胞可以在物理层面阻止衰老，让老年群体的身体（尤其是大脑）的状态维持在一个与年轻人相同的水平，那么老年人可能因经验丰富而在工作中有更加突出的表现。至少到最高寿命之前，他们将不再仅因年龄而受到限制。

一个守望相助的社会

为了避免产生误解，我在这里解释一下，我的意思不是说没有生产力的人就不值得为长寿而高兴。即使清除了衰老的细胞，人也可能会患上传染病等无法预防的疾病。而且，人会因负面经历而身心失调，或者不幸遭遇意外事故。正因如此，我们才应该为社会织起一张坚固的安全网，建立一个任何人在其身体虚弱时都能得到帮扶的社会体系，即使将来某天自己病倒了，也不会有后顾之忧。

然而，如果"身体虚弱"的群体占比过大，这张安全网就无法充分发挥作用。因此，为了让社会互助体系正常运作，如何降低将来成为"身体虚弱"群体的风险是当下的重要课题。

基于尽量减少将来成为身体虚弱的群体人数的策略，亚健康、护理预防等概念应运而生。其核心思想是维持一个健全的社会体系，让人们在真正有需求的时候可以光明正大地寻求公共援助。

如果清除衰老的细胞可以实现不老神话，那么我非常期待这个因社会保障支出的负担加重而结构失衡的社会，朝着健全的方向发展。

将衰老视为可治愈的"疾病"

上文是我从整个社会和宏观的视角出发，

对不老社会展开的畅想。接下来我想谈一谈在个人的人生层面，不衰老有什么意义。

如果将来任何人都能健康地活到 100 岁，那么设想晚年生活时就不会联想到任何眼下与衰老相关的内容，现在大部分人对前路难测的未来所产生的不安也会一扫而空。他们会从不安中解脱出来，更好地享受当下的生活。

如今，有的人哪怕 90 多岁了也依旧精神矍铄，生活也自由自在；也有的人才 60 岁就疾病缠身，生活诸多不便。然而，很多人觉得岁数大了以后，人体的衰老在所难免，这是生命的自然现象。

大部分人会认为，因为上年纪而出现的患病风险增加、身体出毛病等是无法避免的。

对此，我不敢苟同。

我认为，对于老年人来说，身体虚弱、血

管易破损、血压升高、器官功能下降等都不是必然之事。衰老是一种"疾病"，而不是"必然"现象。

一个人得传染病或在事故中受伤等，都不属于必然事件。同样，在远未达到最高寿命之前，衰老的细胞的增多所导致的身体变差的现象也是可以避免的。我认为，人类本来就能健康地活到 100 岁。

这就是我们从事衰老研究的目的。通过清除衰老的细胞等手段来预防衰老，打造一个人人都可以自然、健康地活着的社会。这就是我的梦想。

如果梦想成真，那么 100 岁和 30 岁的人和谐地围坐在办公桌前也就不是什么稀奇的画面了。运动员的职业生涯得以延长，人们的婚恋观也会更加多元。

年轻人和老年人在身体尤其是
大脑方面没有差异的社会

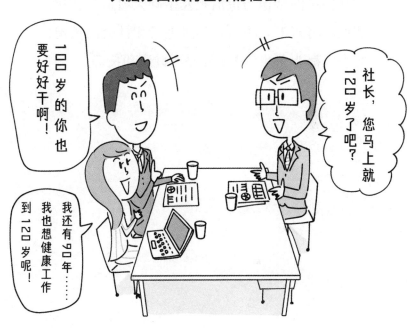

　　总之，"年龄"这一普遍度量标准的改变将推动传统的常识与价值观发生翻天覆地的变化。我期盼将来老人不再是超级老龄化社会的负担，每个人都能在社会中真正享受健康和长寿。

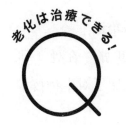

衰老研究
今后的方向
是什么

让"梦想"成为科学

如今，人们逐渐认识到衰老其实是可控的，"不老"医疗的相关领域不仅在日本，也在其他国家引起了广泛关注。

众所周知，亚马逊创始人杰夫·贝佐斯以及靠电动汽车产业享誉全球的特斯拉首席执行官埃隆·马斯克，都对这一领域饶有兴趣。他们似乎对太空探索也充满着超乎寻常的热情，未来他们或许会在不老的研究领域激烈角逐。

抗衰老市场正不断向全球扩张。在处于研究前沿的美国，贝佐斯很快便开始了对生物技术领域的投资。

而马斯克成立了一家脑机接口的医疗初创公司来推进相关研究，以期通过人类和人工智能的融合实现长生不老。

长生不老这个人类的终极梦想如今获得了全球顶级投资家们的青睐。他们的目标从信息技术转向太空，而后瞄准衰老。

我无比钦佩他们敏锐的洞察力。因为他们清楚自己想在一个怎样的社会构筑梦想，并以科学的眼光看待千百年来无数人的"春秋大梦"，这无疑是他们投资决策时最重要的依据。他们的认知不仅超前且精准，还引领着时代的进步。

"不老"为社会带来的福祉

我反复强调的一点是，等我们的研究成功将"清除衰老的细胞"付诸实践以后，最先接受药物治疗的应该是早老症等由衰老的细胞引起的疑难杂症的患者，以及不服用这种药就会影响正常生活的人，然后将其逐步应用于其他疾病的治疗。接下来才是为健康人群服务，帮助他们预防衰老。GLS-1 抑制剂到哪个阶段才能够得到批准应用于什么，就不属于我们研究人员的职责范围了。

然而，正如我在上一章多次强调的那样，GLS-1 抑制剂终究是一种药物，不是保健品之类的营养补充剂。据说，有的保健品在效果既不明确，又没有科学依据的情况下，就被像模像样地推向了市场。鉴于我们研究的这种清除衰老的

治疗衰老这种"疾病"，
活到 100 多岁还能活蹦乱跳

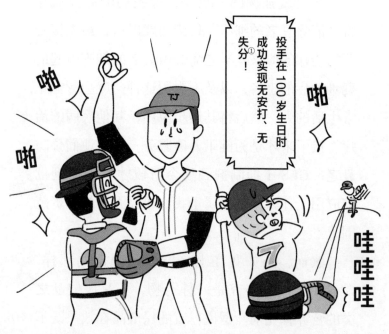

① 无安打、无失分是棒球和垒球比赛的术语。无安打是指在整场比赛里，投手投出去的球没有让对方的打击手击出安打，即没有让对方因自己的投球而上垒。无失分是指没有让对方的打击手跑回本垒得分。——译者注

细胞的机制，它也可能被别有用心的人利用。在如今这个时代，消费者应提高科学素养，避免被可疑的信息误导。

此外，我希望在不久的将来，GLS-1 抑制剂能在民间得到广泛使用。如果能降低基础疾病的发病率，那人体应该就能发挥出抵抗疾病的各种优势。比如，清除免疫系统中的衰老的细胞后，个体或许对新型冠状病毒等新型病毒的免疫力就不会再因上年纪而降低了，疫苗的有效性也会得到提升。

防止衰老的细胞堆积，可以预防各种疾病。我目睹过我的父母因衰老而面对的种种困境。从中我体悟到，衰老对于人类的生存是极其沉重的负担。

我希望有朝一日，人们不再认为衰老是正常的现象，而理所当然地将它视为一种可以预防的疾病。预防衰老带来的人体组织和器官功能的衰退，使人在活到 120 岁左右的最高寿命之前，都感觉不到自己在变老，相反，他们始终自由自在地活着。为了让这光明、美好的一天能早日到来，我们团队每天都在孜孜不倦地推进研究。

未来，属于终身学习者

我们正在亲历前所未有的变革——互联网改变了信息传递的方式，指数级技术快速发展并颠覆商业世界，人工智能正在侵占越来越多的人类领地。

面对这些变化，我们需要问自己：未来需要什么样的人才？

答案是，成为终身学习者。终身学习意味着永不停歇地追求全面的知识结构、强大的逻辑思考能力和敏锐的感知力。这是一种能够在不断变化中随时重建、更新认知体系的能力。阅读，无疑是帮助我们提高这种能力的最佳途径。

在充满不确定性的时代，答案并不总是简单地出现在书本之中。"读万卷书"不仅要亲自阅读、广泛阅读，也需要我们深入探索好书的内部世界，让知识不再局限于书本之中。

湛庐阅读 App: 与最聪明的人共同进化

我们现在推出全新的湛庐阅读App，它将成为您在书本之外，践行终身学习的场所。

- 不用考虑"读什么"。这里汇集了湛庐所有纸质书、电子书、有声书和各种阅读服务。
- 可以学习"怎么读"。我们提供包括课程、精读班和讲书在内的全方位阅读解决方案。
- 谁来领读？您能最先了解到作者、译者、专家等大咖的前沿洞见，他们是高质量思想的源泉。
- 与谁共读？您将加入优秀的读者和终身学习者的行列，他们对阅读和学习具有持久的热情和源源不断的动力。

在湛庐阅读App首页，编辑为您精选了经典书目和优质音视频内容，每天早、中、晚更新，满足您不间断的阅读需求。

【特别专题】【主题书单】【人物特写】等原创专栏，提供专业、深度的解读和选书参考，回应社会议题，是您了解湛庐近千位重要作者思想的独家渠道。

在每本图书的详情页，您将通过深度导读栏目【专家视点】【深度访谈】和【书评】读懂、读透一本好书。

通过这个不设限的学习平台，您在任何时间、任何地点都能获得有价值的思想，并通过阅读实现终身学习。我们邀您共建一个与最聪明的人共同进化的社区，使其成为先进思想交汇的聚集地，这正是我们的使命和价值所在。

CHEERS

湛庐阅读 App
使用指南

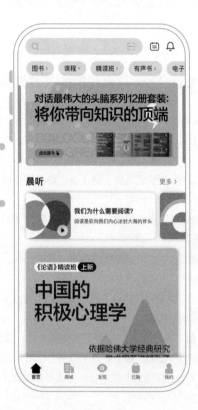

读什么

· 纸质书
· 电子书
· 有声书

怎么读

· 课程
· 精读班
· 讲书
· 测一测
· 参考文献
· 图片资料

与谁共读

· 主题书单
· 特别专题
· 人物特写
· 日更专栏
· 编辑推荐

谁来领读

· 专家视点
· 深度访谈
· 书评
· 精彩视频

HERE COMES EVERYBODY

下载湛庐阅读 App
一站获取阅读服务

ROKA HA CHIRYODEKIRU! By MAKOTO NAKANISHI

Copyright © by 2021 Makoto Nakanishi

Original Japanese edition published by Takarajimasha, Inc.

Simplified Chinese translation rights arranged with Takarajimasha, Inc. through East West Culture & Media Co., Ltd., Tokyo Japan

Simplified Chinese translation rights © 2024 by Beijing Cheers Books Ltd.

All rights reserved.

浙江省版权局图字：11-2024-310

本书中文简体字版经授权在中华人民共和国境内独家出版发行。未经出版者书面许可，不得以任何方式抄袭、复制或节录本书中的任何部分。

图书在版编目（CIP）数据

衰老是可以治疗的 /（日）中西真著；龙东丽译 .
杭州：浙江科学技术出版社，2024. 10.— ISBN 978-7-5739-1464-4

Ⅰ . R977

中国国家版本馆 CIP 数据核字第 2024H0T108 号

书　　名	衰老是可以治疗的	
著　　者	[日] 中西真	
译　　者	龙东丽	

出版发行　浙江科学技术出版社
　　　　　　地址：杭州市环城北路 177 号　　邮政编码：310006
　　　　　　办公室电话：0571－85176593
　　　　　　销售部电话：0571－85062597
　　　　　　E-mail:zkpress@zkpress.com
印　　刷　石家庄继文印刷有限公司

开　　本	880 mm×1230 mm　1/32		印　　张	6.375
字　　数	77 千字			
版　　次	2024 年 10 月第 1 版		印　　次	2024 年 10 月第 1 次印刷
书　　号	ISBN 978-7-5739-1464-4		定　　价	69.90 元

责任编辑	唐　玲　陈淑阳		**责任美编**	金　晖
责任校对	张　宁		**责任印务**	吕　琰